Atmen bedeutet weit mehr als lediglich Sauerstoff aufnehmen und Kohlendioxid abgeben. Der Atem verbindet Körper und Geist, Soma und Psyche, Grobstoffliches und Feinstoffliches. Atmen bringt damit nicht nur den physiologischen Gasaustausch, sondern es verbindet uns auch mit der universellen kosmischen Energie, die je nach Kulturkreis als Prana, Ki oder Od bezeichnet wird. Unser gesamtes psychosomatisches Befinden wird tiefgreifend beeinflußt durch die Art und Weise, wie wir atmen. Systematische Atemschulung – wie sie die fernöstlichen Heilkünste seit Jahrtausenden kennen – führt zu körperlichem, emotionalem und geistigem Wohlbefinden. Takashi Nakamura, Professor für klinische Psychologie, macht den Leser in diesem Buch mit dem fernöstlichen Wissen über richtige Atmung vertraut und belegt die Atemtechniken mit wissenschaftlichen Forschungsergebnissen.

Dr. Takashi Nakamura, 1938 geboren, ist Mitglied der Japan Association of Applied Psychology und der Japan Association of Clinical Psychology. Neben seiner Lehrtätigkeit auf dem Gebiet der klinischen Psychologie am Otani Gakuen College ist er leitendes Mitglied am japanischen Forschungsinstitut für fernöstliche Atemtherapie (ORRI).

ALTERNATIV HEILEN

Herausgegeben von Gerhard Riemann

Vollständige Taschenbuchausgabe 1987
Droemersche Verlagsanstalt Th. Knaur Nachf., München
Lizenzausgabe mit freundlicher Genehmigung des
Otto Wilhelm Barth Verlages im Scherz Verlag, Bern und München
Titel der Originalausgabe »Oriental Breathling Therapy«

Einzig berechtigte Übersetzung aus dem Englischen
von Jochen Eggert

Umschlagillustration Susannah zu Knyphausen, München
Satz IBV Satz- und Datentechnik GmbH, Berlin
Druck und Bindung Ebner Ulm
Printed in Germany 5 4 3 2 1
ISBN 3-426-76031-2

Takashi Nakamura:

Das große Buch vom richtigen Atmen

Mit Übungsanleitungen zur Entspannung und Selbstheilung für jedermann, mit altbewährten Methoden der fernöstlichen Atemtherapie

Mit 120 Abbildungen

Knaur

Inhalt

Zweiter Teil

Grundzüge der Atemtherapie; Haltungen und vorbereitende Übungen

Dritter Teil

Die Atemmethoden in der Praxis

Vierter Teil

Methoden für die Vertiefung der Atemtherapie

Vorwort

Krankheiten kann man durch Atmen heilen. Ist das wirklich wahr? Wenn es der Fall wäre, dann sollte doch niemand auf der Welt krank sein. Also ist es wohl eine wenig überzeugende Feststellung, die kaum jemand glauben wird. Doch wer zu einer begründeten Ansicht kommen will, sollte erst einmal das Folgende lesen.

Arthur Janov, der amerikanische Psychiater, entdeckte in den markerschütternden Schreien seiner neurotischen Patienten eine allen gemeinsame Angst, und um diese Angst zu lösen, entwickelte er seine »Urschrei«-Therapie, eine Behandlungsmethode, die viel mit dem Atmen zu tun hat.

In Österreich wird das von Dr. D. Aiginger entwickelte »kompensierte Training« praktiziert, eine Methode, die vor allem bei der Atmung ansetzt und auf dem Feld der Neurosebehandlung große Erfolge zu verzeichnen hat. Auch das bekannte »Autogene Training« von J. H. Schultz enthält Atemtechniken.

Die fernöstliche Atemtherapie, die in diesem Buch vorgestellt wird, ist seit Jahrtausenden eine der geheimen Techniken, um ewige Jugend und Unsterblichkeit zu erlangen – die Kunst der Einsiedler und derer, die Erleuchtung suchen vor allem im Zen. In unserer Zeit wird diese Atemtherapie von verschiedenen Forschern – darunter auch ich – untersucht, und man hat nach vielen klinischen Versuchen ein System daraus entwickelt, das den heutigen Verhältnissen angepaßt ist.

Hauptzug der östlichen Atemtherapie ist das bewußte Spannen und Entspannen der Muskeln, der Nerven und des Bewußtseins durch das Atmen. Geist und Körper werden gekräftigt, und man entwickelt Abwehrkräfte gegen Krankheiten; und wird man doch einmal krank, so steht eine »spirituelle« Energie bereit, die die Krankheit überwinden hilft. Ziel dieser Therapie ist ein gesunder Körper und ein gesammelter Geist – die vollständige äußere und innere Umwandlung des Menschen.

Diese Atemtherapie soll allerdings nicht in eigener Regie zur Behandlung von Krankheiten eingesetzt werden, sondern als vorbeugende Maßnahme gegen körperliche und seelische Krankheiten. Wer sich um gute Haltung und Atmung bemüht, wird sein Leben einen großen Schritt voranbringen. Dazu ist nichts weiter erforderlich als Ausdauer.

T. N.

Erster Teil

Wissenschaftliche Grundlagen der Atemtherapie

1. Atem und Psyche

Die materielle Welt und insbesondere der Körper des Menschen haben seit vielen Jahrhunderten den Wissensdurst und Forschergeist des Menschen herausgefordert, und was auf diesem Gebiet geleistet wurde, ist wahrhaft erstaunlich: die Funktionen des menschlichen Körpers sind minuziös erkundet; viele einst tödliche Krankheiten können heute als besiegt angesehen werden; und mit der Entschlüsselung des genetischen Codes haben die Wissenschaftler eines der tiefsten Geheimnisse des Lebens gelüftet und scheinen bis in die Domäne des Schöpfers vorgedrungen zu sein.
Auf der anderen Seite dringt zwar die moderne Psychologie immer weiter in die Seele des Menschen ein, doch warten in diesem Bereich noch weit mehr Rätsel auf ihre Lösung als im Bereich der stofflichen Materie. Warum erfährt der Mensch Freude und Leid? Wie entsteht aus emotionalen Spannungen Krankheit? Wie ist wirkliche Heilung von seelischen Krankheiten möglich?
So wird zwar auf diesem Feld intensiv geforscht, aber es stellt sich immer wieder heraus, daß neue Gesichtspunkte in die Überlegungen einbezogen werden müssen, die bis dahin weitgehend ignoriert wurden. Das gilt auch für den Atem, dessen fundamentale Bedeutung für den Körper- und Seelenhaushalt des Menschen erst vor nicht allzu langer Zeit erkannt wurde. Der Atem ist jedermann etwas so Selbstverständliches, daß man lange Zeit gar nicht auf den Gedanken kam, ihn zum Gegenstand wissenschaftlicher Forschung zu machen. Man könnte geradezu sagen, daß gerade die Wichtigkeit des Atems – wenn der Atem aufhört, tritt der Tod ein, das ist jedem bewußt – den

Menschen davon abgehalten hat, ihn zu erforschen. Laotse sagte einmal: »Der Mensch kann ein Quadrat nicht als das erkennen, was es ist, wenn es zu groß für ihn ist.« Diese Aussage können wir für uns dahingehend abwandeln, daß der Atem vielleicht »ein für das Auge des Menschen zu großes Quadrat« gewesen ist.

Wilhelm Wundt (1832–1920) begann gegen Ende des 19. und zu Beginn unseres Jahrhunderts, die geheimnisvolle Beziehung zwischen Atem und mentalen Vorgängen zu erforschen. Er und seine Kollegen an der Universität von Leipzig konzentrierten ihr Augenmerk auf die Veränderungen in der Atmung, die durch seelische Prozesse hervorgerufen wurden. Zu ihren Veröffentlichungen gehören: P. Mentz: »Die Wirkung akustischer Sinnesreize auf die Atmung«, in W. Wundt: *Philosophische Studien* 1895, Nr. 11, S. 61; P. Zoneff und E. Maumann: »Über Begleiterscheinungen psychischer Vorgänge in Atem und Puls«, in W. Wundt: *Philosophische Studien* 1903, Nr. 15, S. 1; F. Rehwodt: »Über respiratorische Affektsymptome«, in W. Wundt: *Psychologische Studien* 1912, Nr. 7, S. 141.

Nach dem Vietnamkrieg machten sich in den USA einige Mediziner an die intensive Erforschung des Atems. Unter anderem stellte sich heraus, daß bei tiefer Atmung eine Substanz namens Endorphin im Blut erscheint. Endorphin erwies sich als eine Substanz, die auf die Großhirnrinde wirkt und einerseits zur Regulierung der Funktionen verschiedener Organe beiträgt, andererseits dazu, Angst und Entsetzen aus dem Gedächtnis zu verdrängen. Endorphin ist kurz gesagt eine für das körperliche und seelische Wohlbefinden des Menschen sehr wichtige Substanz. Weitere Untersuchungen haben ergeben, daß Heroin zu einer vermehrten Produktion von Endorphin anregt. Da Heroin aber eine stark toxische Suchtdroge ist,

verbietet sich eine regelmäßige Anwendung zu diesem Zweck natürlich.
In den Vereinigten Staaten und Europa finden Übungen, die zur Regulierung des Atems beitragen – etwa Zazen, Yoga und die chinesischen Kampfkünste –, ein ganz neues und wachsendes Interesse. Im Osten jedoch, zum Beispiel in Japan, China und Indien, werden therapeutische Methoden der Atemregulierung seit Jahrtausenden angewendet. So ist das Einatmen im Yoga eine Übung, mit der Lebensenergie – *Prana* – aufgenommen wird. Prana bezeichnet die Lebenskraft (chin. *ch'i,* jap. *ki*), die das ganze Universum erfüllt. Die früheste geschriebene japanische Geschichte, das legendäre *Nihon Shoki,* berichtet von der Geburt des »Pantheons der Götter« bei »einsetzendem Nebel und einem Wind, der heult wie ein großer Seufzer der Luft«. Daher wurde dem Atem größte Bedeutung beigemessen; er war der Boden, auf dem die Menschheit entstehen und leben konnte. Auch in Europa wird das Ausatmen mit dem Tod und das Einatmen mit spirituellen Empfindungen und den Regungen der Seele identifiziert. Im Grunde haben also die europäischen Völker die gleiche Empfindung für die Bedeutung des Atems wie die Völker des Ostens.
Die Forschungen, die in den entwickelten Industrienationen seit einiger Zeit auf dem Gebiet der Atmung angestellt werden, haben eine Menge wissenschaftlicher Publikationen hervorgebracht und der Tatsache Geltung verschafft, daß die Atmung eine Schlüsselrolle für die Erhaltung der Gesundheit spielt.
Bevor wir zum eigentlichen Gegenstand unseres Interesses kommen, der Atemtherapie, müssen wir uns erst einmal den komplizierten Mechanismus der Atmung vergegenwärtigen, damit wir die Wirkungsweise der Therapie besser erfassen können.

Die Beziehung zwischen Atmung und Emotionen

Wir Menschen atmen unter normalen Umständen etwa 18mal in der Minute, das heißt 1080mal in der Stunde und 25 920mal an einem Tag. Der Atem bleibt normalerweise unbewußt, ausgelöst lediglich durch das physiologische Bedürfnis des Gasaustauschs. Verschiedene Untersuchungen haben jedoch gezeigt, daß es zwischen dieser unbewußten Atmung und dem emotionalen Zustand eines Menschen eine enge Beziehung gibt.

So wurde etwa der Zusammenhang zwischen Stimmungswechseln und der Atemfrequenz demonstriert. An dem zu diesem Zweck konzipierten Experiment nahmen sechs Frauen teil. Eine von ihnen war Schauspielerin und besaß ein besonderes Talent, ihren Gefühlen sichtbaren Ausdruck zu geben. Die übrigen fünf Frauen wurden angehalten, nur das äußere Ausdrucksverhalten der Schauspielerin nachzuahmen. Das Ergebnis: Obgleich die fünf Frauen nur äußere Gebärden nachzuahmen hatten, zeigte ihre Atmung charakteristische Schwankungen – beim Ausdruck angenehmer Empfindungen verringerte sich die Atemfrequenz bei gleichzeitiger Zunahme des Atemvolumens, während beim Ausdruck unangenehmer Empfindungen das Gegenteil eintrat. Das Verhältnis von Einatmung zu Ausatmung bei jedem Atemzyklus, der »E/A-Koeffizient«, war im ersten Fall größer als im letzteren. In beiden Fällen blieb die Einatmungszeit etwa gleich, während sich bei der Ausatmungszeit große Schwankungen zeigten. Daraus können wir schließen, daß die Ausatmung in engerer Beziehung zu emotionalen Zuständen steht als die Einatmung.

In einem anderen Experiment wurden demonstriert, daß die Atmung durch Frustrationen sehr stark beeinflußt wird. Eine Versuchsperson wurde an einen Stuhl gefesselt, nachdem man ihr den Rücken mit Juckpulver eingestreut hatte. Der Mann erhielt die Anweisung, sich überhaupt nicht zu bewegen. Natürlich warf der unerträgliche Juckreiz diese Anweisung sofort über den Haufen, und er versuchte, seinen Rücken an der Stuhllehne zu reiben. Als das den Juckreiz nur verstärkte, versuchte er, den Drang, sich zu kratzen, zu unterdrücken; er atmete immer schneller, der E/A-Koeffizient nahm sprunghaft zu – er fing an zu keuchen. Als er sich jedoch mit der Tatsache abzufinden begann, daß von nirgendwoher Hilfe kommen würde, ließ der Juckreiz langsam nach, die Atemfrequenz nahm wieder ab, der E/A-Koeffizient normalisierte sich, und allmählich stellte sich der normale Atemrhythmus wieder ein.

Die folgenden Beobachtungen, die am Röntgenschirm gemacht wurden, weisen auf eine Beziehung zwischen Zwerchfellbewegung und emotionalen Zuständen hin. Bei einer vorangehenden bronchioskopischen Untersuchung der Versuchsperson hatte sich gezeigt, daß die Bronchien sich parallel zu angenehmen und unangenehmen Reizen weiten und verengen. In der Röntgenuntersuchung zeigte sich darüber hinaus, daß solche Reize auch die Bewegung des Zwerchfells beeinflussen.

Diese Beobachtungen wurden an einem Mann gemacht, der die betreffende Klinik regelmäßig als ambulanter Patient aufsuchte. Er zeigte stets eine sehr vage Symptomatik, und obgleich er immer wieder über Beschwerden in Kopf, Brust und Bauch klagte, neigten die behandelnden Ärzte dazu, diese Schwierigkeiten mit seiner schlechten ökonomischen Situation in Verbindung zu bringen. Zu Beginn der Röntgenuntersuchung zeigte das Zwerchfell des Patienten nur einen schwachen Bewegungsausschlag von wenig mehr als einem Zentimeter. Dann erhielt er die Anweisung, sich vorzustellen, er würde beim Verlas-

sen der Klinik einen größeren Geldschein auf der Straße finden. Beim bloßen Gedanken an solch eine freudige Überraschung vergrößerte sich der Zwerchfellausschlag auf gut acht Zentimeter. Dann wurde dem Mann gesagt, der Geldschein werde vom Wind erfaßt und unwiederbringlich davongetragen. Daraufhin reduzierte sich der Bewegungsausschlag des Zwerchfells auf weniger als einen Zentimeter. Während der Untersuchung hatte der Mann keine speziellen Atemanweisungen erhalten, so daß die gefundene Korrelation zwischen dem Gefühlsgehalt der Vorstellungen und den Zwerchfellbewegungen als spontan angesehen werden muß. Er wußte nicht einmal, welche Organe untersucht werden sollten.
Um diesen Befund zu erhärten, wurden Versuche mit vier weiteren Personen in ähnlicher ökonomischer Lage angestellt. Drei von ihnen zeigten vergleichbare Reaktionen: die Röntgenuntersuchung ergab deutliche Veränderung in der Zwerchfellbewegung je nach Gesprächsgegenstand. Beim vierten Patienten traten diese Reaktionen jedoch nicht auf. Auch die Bronchioskopie ergab nicht die charakteristischen Erweiterungen und Verengungen, die bei allen anderen Patienten beobachtet worden waren. Dieser Patient wurde später von einem Psychologen als schizothym diagnostiziert.
Diese Experimente ergaben zweierlei: Das Bewegungsmuster des Zwerchfells reagiert hochempfindlich auf suggerierte oder vorgestellte Situationen, die für die betreffende Person emotional stark geladen sind; Veränderungen in der Zwerchfellbewegung stehen in direktem Zusammenhang mit der Atemfrequenz und der Gasmenge, die bei jedem Atemzug umgesetzt wird. Eine weite Zwerchfellamplitude bedeutet tiefe und langsame Atmung, während ein kleiner Bewegungsausschlag einem flachen und schnellen Atem entspricht.

Die seelische Verfassung und der Einfluß von äußeren Reizen auf die Atmung

Bei diesem Experiment wurden bei zwei Patientengruppen und einer Kontrollgruppe drei verschiedene Schmerzimpulse ausgetestet. Die insgesamt fünfzig Patienten wurden in die Gruppen A und B unterteilt. Gruppe A bestand aus acht Männern und siebzehn Frauen, deren Diagnosen auf Hysterie, Phobie oder Angstneurose lauteten. Gruppe B bestand aus fünfzehn Männern und zehn Frauen, diagnostiziert als Hypochonder, Reaktionsmelancholiker, Zwangsneurotiker und Schizophrene. Die Kontrollgruppe C bestand aus sechs männlichen und neun weiblichen graduierten Medizinstudenten, an denen keinerlei Nerven- oder Gemütsleiden festgestellt worden waren.

Die Schmerzimpulse bestanden aus einer subkutanen Injektion in den Deltamuskel (0,5–1,0 ccm physiol. Kochsalzlösung), einem starken Kneifen am Ellbogen und einem schwachen Elektroschock an der Fingerspitze. Gemessen wurden die Zahlen der Atemzüge pro Minute (Minuten-Respirationszyklen = MRZ). Alle Versuchspersonen wurden nach dieser Abfolge behandelt:

Stufe I: Fünf Minuten Vorbereitung – Messung der Grund-MRZ;

Stufe II: Eine Minute Vorbereitung der Hautstelle, wo der Schmerzimpuls gesetzt werden sollte – Abreiben mit Alkohol; danach zwei Minuten Ruhe;

Stufe III: Drei Minuten für das Setzen des Schmerzreizes;

Stufe IV: Drei Minuten Entspannung;

Stufe V: Befragung über die Empfindungen während des Schmerzreizes.

Die MRZ-Messungen wurden während der Stufen I bis V durchgeführt. Folgende Werte wurden ermittelt:

	Gruppe		
	A	B	C
I	18,95	18,63	17,55
II	19,93	18,18	17,13
III	25,03	19,38	19,83
IV	20,25	18,98	18,70
V	22,08	18,88	19,18

Die Gruppen A und C reagierten offenbar nach ähnlichen Mustern, während Gruppe B ein stark abweichendes Reaktionsverhalten zeigte. Vielleicht kann man sagen, daß die Patienten der Gruppe B während des Experiments in einer anderen Welt lebten als die Mitglieder der Gruppen A und C.
Andererseits zeigten sich in Gruppe A erheblich stärkere Reaktionen auf den Schmerzimpuls als in Gruppe C. Daraus ist zu schließen, daß die Patienten der Gruppe A überempfindlich und nervös waren – Menschen von starker Emotionalität.

Hyperventilation und ihre psychischen Auswirkungen

Bei diesem Experiment wurde an fünf gesunden High-School-Studenten untersucht, welche Auswirkung die Hyperventilation auf die Psyche des Menschen hat. Sie mußten zwei Minuten lang tief atmen, 30mal pro Minute, und danach drei Minuten ausruhen. Darauf folgten zwei Minuten reine Bauchatmung. Diese Sequenz wurde viermal wiederholt. In der dreiminütigen Ruhezeit saßen die

Versuchspersonen und unterzogen sich einem Rorschachtest. Jedem der fünf Studenten wurde etwa zwanzig Minuten nach Versuchsbeginn 5 Kubikzentimeter Arterienblut abgenommen. Anhand dieser Proben wurden der Sauerstoff- und Kohlendioxiddruck und der pH-Wert (Säuregrad) des Blutes ermittelt. Jeder Student gab eine Stunde vor Versuchsbeginn während der Ruhezeit und eine Stunde nach Versuchsbeginn eine Urinprobe ab, deren Menge und pH-Wert ermittelt wurden.
Die Analyse der Blutproben, die nach der vierten Testrunde entnommen worden waren, ergab pH-Werte von 7,55 bis 7,80, wobei 7,66 den Mittelwert bildete. Der Kohlendioxid-Teildruck reichte von 11,4 mm/Hg (Millimeter Quecksilbersäule) bis 28,4 mm/Hg mit einem Mittelwert von 15,6 mm/Hg; der Sauerstoff-Teildruck lag zwischen 94,8 mm/Hg und 120 mm/Hg mit einem Mittelwert von 112,3 mm/Hg.
Der Säuregrad des vor dem Versuch abgegebenen Urins reichte von 6,05 bis 6,40 mit einem Mittelwert von 6,22. Bei dem nach dem Versuch abgegebenen Urin lag der Säuregrad zwischen 6,20 und 7,10; der Mittelwert lag bei 6,69. Der durchschnittliche pH-Wert des Urins war mithin im Verlauf des Experiments um 0,64 gestiegen. Der Blut-pH-Wert hat keinen allzu großen Spielraum; er liegt normalerweise zwischen 7,30 und 7,50. Bei Werten über 7,60 setzt Hyperventilationstetanie ein. Bei dem Versuch wurden Werte bis zu 7,80 registriert, und der Mittelwert war 7,66. Deshalb ist es möglich, daß die fünf Studenten während des Experiments bereits an Hyperventilationstetanie litten.
Für den Rorschachtest wurden die internationalen Rorschachkarten Nummer I, II und X benutzt. In der ersten Ruhezeit wurde Karte I vorgelegt, in der zweiten Karte II und in der dritten Karte X. Die Karten lagen genauso

lange auf, wie die Ruhezeit dauerte (3 Min.), und die gesammelten Daten wurden mit den Ergebnissen eines weiteren Rorschachtests verglichen, der zwei Wochen später unter normalen Bedingungen durchgeführt wurde.

Beobachtungen und Ergebnisse: Nach den Kriterien des Rorschachtests ausgewertet, ergaben die Tests, daß Hyperventilation charakteristische emotionale Veränderungen auslöst. Es fand sich eine bei allen Versuchspersonen übereinstimmende Neigung zu Angst- und Streßsymptomen und eine deutliche Reduzierung der Intelligenz. Wenn man darüber hinaus den Einfluß der Hyperventilation auf die Zwerchfellbewegung untersucht, was mit Hilfe der Thoraxfluoroskopie möglich ist, so zeigt sich, daß bei immer stärker werdender Hyperventilation die pro Minute ein- und ausgeatmete Luftmenge zwar zunimmt, gleichzeitig aber der Bewegungsausschlag des Zwerchfells geringer wird, bis er schließlich nicht mehr zu erkennen ist. Hier wird mit anderen Worten die Bauchatmung ganz zugunsten der Brustkorbatmung aufgegeben. Es wird deutlich, daß Hyperventilation zu einer Reihe von Beschwerden Anlaß geben und Angst- oder Streßsymptome auslösen kann.

Ein Beispiel: Der Patient war ein fünfunddreißigjähriger, unverheirateter Beamter, 175 Zentimeter groß und 58 Kilogramm schwer. Er klagte, daß er sich so schlecht fühle; seine Gesundheit, so sagte er, sei in den vergangenen zehn Jahren beständig schlechter geworden, und er fühle sich matt und reizbar. Seine Schultern seien total verkrampft, und manchmal spüre er ein Taubheitsgefühl in Fingern und Händen. Er glaubte an einer schweren Krankheit zu leiden, und diese Angst ließ ihn nachts nicht schlafen. Er sagte, er würde gern einmal eine Woche Urlaub nehmen und ein Thermalbad oder einen Kurort aufsuchen. Solch eine Luftveränderung, so hoffte er, würde seiner Gesundheit vielleicht wieder auf die Beine helfen. Leider war er so beschäftigt, daß keine Aussicht auf einen Urlaub bestand, aber die erste Gelegenheit wollte er wahrnehmen.*

Die Untersuchung ergab einen Blut-pH-Wert von 7,80, einen Kohlendioxid-Teildruck von 28,4 mm/Hg, einen Sauerstoff-Teildruck von 112,3 mm/Hg, einen MRZ-Wert von 27, ein Atem-Minutenvolumen von 10,26 Litern und ein Atemzug-Volumen von 0,38 Liter. Der Patient zeigte die typische Brustkorbatmung, und seine Krankheit wurde als Hyperventilationsalkalose diagnostiziert, da er übermäßig viel Kohlendioxid ausatmete. Weitere Untersuchungen an diesem Patienten führten zu der Vermutung, daß auch zwischen Hyperventilation einerseits und Magenkrämpfen sowie Hör- und Sehschwäche andererseits ein Zusammenhang besteht.

* Dazu ist festzuhalten, daß ein gesetzlich geregelter, mehrwöchiger Urlaub in Japan nicht üblich ist. (Anm. d. Übs.)

2. Die Rolle des Atems bei Schwangerschaft und Geburt

60 bis 70 Prozent der schwangeren Frauen klagen bei ihren Ärzten über Atemschwierigkeiten. Allerdings sind diese Zustände selten so ernst, daß sie besondere Behandlungsmaßnahmen wie Sauerstoffbeatmung erfordern. Manchmal verwirren solche Maßnahmen die Patientin auch nur und erschweren die Diagnose, weil sie die Angst noch schüren und damit die Atemnot vergrößern. Bislang glaubte man, die Vitalkapazität (Luftmenge, die nach stärkster Einatmung durch stärkste Ausatmung aus der Lunge entweicht) schwangerer Frauen werde dadurch vermindert, daß die Beweglichkeit des Zwerchfells durch den wachsenden Uterus eingeengt wird. Neuere Untersuchungen deuten jedoch darauf hin, daß die Vitalkapazität in Wirklichkeit zunimmt, vor allem im zweiten Trimenon. In dieser Zeit wurde eine Steigerung von 15% festgestellt und in den späteren Monaten eine Erhöhung um 9%; die Vitalkapazität erreicht ihr Maximum zwischen der 28. und 36. Woche.
Deshalb glaubt man heute, daß Atemnot bei schwangeren Frauen nicht aus Sauerstoffmangel entsteht, sondern eher aus psychischen Belastungen durch die Begleitumstände einer Schwangerschaft. Schwangere neigen zu unbewußter Hyperventilation. Daraus entsteht Angst, die dann wiederum die Kurzatmigkeit verstärkt – ein Teufelskreis.
Worin liegt der Grund für die Erhöhung der Vitalkapazität während der Schwangerschaft? Allem Anschein nach in der Reduzierung der sogenannten Residual- oder Restluftmenge, das ist das Volumen der nach maximaler

Ausatmung in der Lunge verbleibenden Luft. Breit angelegte Untersuchungen an Frauen vor und nach einer Schwangerschaft zeigten einen beträchtlichen Abfall des Atemvolumens, der funktionellen Residualkapazität, des Residualvolumens und der Gesamtlungenkapazität und einen leichten Rückgang der MRZ; darüber hinaus wurde festgestellt, daß Frauen in den letzten Monaten der Schwangerschaft zu unbewußter Hyperventilation neigen.

Bei der Geburtsarbeit zeigen Frauen ein charakteristisches Atemmuster, das man *Valsalva* nennt – tiefes Atmen und Atemanhalten. Man hat stets angenommen, diese Art der Atmung unterstütze die Sauerstoffaufnahme. Neuerdings weiß man jedoch, daß Frauen während der Geburt weniger Sauerstoff verbrauchen, als bislang angenommen wurde. Die Sauerstoffaufnahme steigt während der Wehen an, kehrt aber in den Entspannungsphasen auf das normale Niveau zurück. Quantitative Untersuchungen haben ergeben, daß der Sauerstoffbedarf nicht viel größer ist als bei mäßiger körperlicher Anstrengung. Vielleicht darf man die angestrengte Atmung während Schwangerschaft und Geburt eher auf soziale, ökonomische und häusliche Sorgen und Belastungen zurückführen.

Neugeborene müssen während der ersten Tage drastische Veränderungen bewältigen. Mit am größten ist die Umstellung für die Atmungsorgane. Beim Passieren des Geburtskanals macht das Kind eine Metamorphose durch, die man mit der Wandlung der Kaulquappe zum Frosch vergleichen kann.

Im Uterus sorgt die Plazenta, die Walter Needham schon vor 300 Jahren »die Lunge in der Gebärmutter« nannte, für die Beatmung des Fötus. Doch unmittelbar nach der Geburt muß das Neugeborene anfangen, mit seiner eige-

nen Lunge zu atmen. Bei Menschen erreicht die Lunge in der 28. Schwangerschaftswoche ihre volle Entwicklung. Von dieser Zeit an entspricht der Druck im Brustraum des Embryos dem Druck der Atmosphäre. Die Lungenbläschen sind jetzt noch mit Fruchtwasser gefüllt, das sich wie Atemluft hin und her bewegt. Das hat allerdings noch wenig mit Atmung zu tun, denn die Lunge des Ungeborenen ist noch nicht für den Gasaustausch eingerichtet.
Man wird fragen, was bei der Geburt mit diesem Fruchtwasser in der Lunge des Kindes geschieht. Nun, es wird beim Durchgang durch die engen Geburtswege einfach durch Mund und Nase herausgepreßt. Der Druck wächst dabei bis auf 95 cm/H_2O (Zentimeter Wassersäule) an und fällt gleich darauf auf Null oder gar Unterdruck ab. Kein Wunder, daß ein durch Kaiserschnitt geborenes Kind anfänglich Atemschwierigkeiten haben kann und vielleicht erst große Mengen Fruchtwasser ausstoßen muß. Das Herauspressen des Fruchtwassers aus der Lunge des Kindes ist sicherlich einer der Vorzüge der natürlichen Geburt.
Das erste Einatmen des Kindes geschieht ohne sein Zutun: der auf dem Weg durch den Geburtskanal zusammengepreßte Brustkorb weitet sich auf seine natürliche Größe und saugt damit die erste Luft an. Dieser erste Atemzug hat ein Volumen von etwa 20 bis 70 ml – erheblich mehr als die 15 bis 25 ml Atemvolumen, die in den ersten 24 bis 48 Stunden nach der Geburt die Norm sind.
Die Atmung eines normalen Neunmonatskindes pendelt sich während der ersten 24 Stunden nach der Geburt auf etwa 40 Atemzüge pro Minute (MRZ = 40) ein. Frühgeborene brauchen 72 Stunden oder mehr, bis sich ihre Atmung stabilisiert – bei durchschnittlich 60 Atemzügen pro Minute und einem Atemzug-Volumen von 10 bis 15 ml. Frühgeborene werden nach der Art ihrer Atmung in zwei

Kategorien unterteilt. Bei den Säuglingen der ersten Kategorie beginnt die Atmung mit mehr als 60 MRZ und wird mit der Zeit allmählich langsamer. Bei der zweiten Gruppe nimmt die Zahl der MRZ in den ersten 24 Stunden nach der Geburt langsam um 25 bis 100 Prozent des ursprünglichen Werts zu. Werden Neugeborene, die unter schweren Krankheiten leiden, ausgenommen, so gehören zwei Drittel der Frühgeborenen der ersten Kategorie an und ein Drittel der zweiten. Dic wachsende Atemfrequenz bei den Säuglingen der zweiten Kategorie führt man auf eine Anreicherung saurer Stoffwechselprodukte im Blut zurück (Azidose), die oft nicht zu kompensieren ist. Etwa die Hälfte dieser Kinder zeigt starke Anzeichen von Zyanose, das ist eine Blauverfärbung der Haut durch Sauerstoffmangel im Blut. Die Sterblichkeitsrate liegt hier in der ersten Woche nach der Geburt bei 25 Prozent.

3. Altersbedingte Veränderungen in der Atmung

In den Entwicklungsjahren verläuft die Ausformung des Atmungsmusters bei Jungen und Mädchen in ganz unterschiedlichen Bahnen. So ist die Lungenfunktion bei Jungen im Alter von sieben bis vierzehn Jahren schon weiter entwickelt als bei gleichaltrigen Mädchen. Im Alter von neun bis elf Jahren liegt die Atemkapazität der Mädchen 10 Prozent unter der der Jungen. Mit zwölf Jahren wächst die Differenz sogar auf durchschnittlich 20 Prozent und bleibt bis zum Alter von vierzehn Jahren konstant. Die Wissenschaftler schreiben diesen Unterschied dem allmählich einsetzenden Einfluß der Geschlechtshormone zu, insbesondere also dem männlichen Geschlechtshormon Testosteron, das die Muskelentwicklung vorantreibt und daher auch die Atemkapazität vergrößert.
Bei einem Forschungsvorhaben in Japan wurden gleichaltrige Jungen und Mädchen aus verschiedenen Teilen des Landes auf ihre Atemkapazität hin untersucht. Eine Gruppe stammte aus Tokio, die andere aus der Nagano-Präfektur in Zentraljapan. Die Gruppen waren so zusammengestellt, daß sie einen repräsentativen Querschnitt der Stadt- beziehungsweise Landjugend darstellten.
In der Altersklasse von sieben bis elf wurde bei den Landjungen eine höhere Atemkapazität festgestellt als bei den Stadtjungen. Oberhalb dieser Altersgrenze kehrte sich das Verhältnis jedoch um. Die Schüler aus der Stadt waren den Landjungen in ihrer Atemkapazität weit überlegen. Bei den Mädchen aus Stadt und Land zeigten sich in allen Altersgruppen übereinstimmende Tendenzen.
Die Überlegenheit der Landjungen bis zum Alter von elf

Jahren ist offenbar auf ihre allgemein höhere körperliche Tüchtigkeit zurückzuführen, die ihnen durch die körperliche Arbeit auf dem Land zuwächst. Das Umschlagen des Verhältnisses nach der Altersgrenze von elf Jahren wird der Tatsache zugeschrieben, daß Jungen, die in der Stadt aufwachsen, die Pubertät viel früher erreichen als die Landjungen. Eine ähnliche Untersuchung an fünfzehn- bis siebzehnjährigen Jungen ergab, daß die Unterschiede sich in diesem Alter ausgeglichen hatten. Offenbar hatten in diesem Alter alle Jungen die Pubertät erreicht.

Ähnliche Untersuchungen, die an Erwachsenen durchgeführt wurden, ergaben, daß die allgemeine Atemkapazität bei heranwachsenden jungen Männern bis zum Alter von achtzehn bis zwanzig Jahren beständig zunimmt. Danach nimmt die Kapazität von Jahr zu Jahr langsam ab. Wenn wir zum Beispiel den Durchschnittswert der Achtzehn- bis Zwanzigjährigen als Bezugsgröße 100 nehmen, so nimmt bei Männern die Vitalkapazität pro Quadratmeter Lungenoberfläche nach folgendem Muster ab:

95,90 für 20–23jährige;
90,17 für 32–34jährige;
86,07 für 41–43jährige;
81,86 für 51–53jährige;
76,36 für 56–60jährige;
67,38 für 61–65jährige;
60,48 für 71–75jährige;
56,24 für 75–80jährige.

Nach dem gleichen Verfahren ergibt sich für den Atemgrenzwert (das maximale Atem-Minutenvolumen) folgendes Bild:

91,64 für 20–23jährige;
86,39 für 32–34jährige;

82,52 für 41–43jährige;
73,91 für 51–53jährige;
66,79 für 56–60jährige;
63,17 für 61–65jährige;
49,44 für 71–75jährige;
41,70 für 75–80jährige.

Wie man aus diesen Zahlen ersehen kann, haben Männer ab etwa sechzig Jahren schwächere Atemfunktionen als neunjährige Kinder. Die Alterung der Atemfunktion scheint bei Männern in den späten Vierzigern einzusetzen. Bei Frauen treten die Symptome etwa zehn Jahre früher auf. Offenbar fällt der Rückgang der Atemfunktionen mit den ersten Alterungserscheinungen im Muskelgewebe zusammen. Es ist daher für Menschen mittleren Alters besonders wichtig, sich die Techniken anzueignen, mit denen man die Atemkapazität möglichst lange aufrechterhalten kann. Um sich jung und spannkräftig zu erhalten, kann ein regelmäßiger und ausgeglichener Atemzyklus von größerem Nutzen sein als Jogging oder Leichtathletik.

Atemgrenzwert und Vitalkapazität nach Altersgruppen (pro Quadratzentimeter Körperoberfläche)

Alter	*Vitalkapazität (ccm)*	*Atemgrenzwert (l/min)*
8	1,640±206	46,0±10,1
9–11	1,800±266	59,9± 8,6
12–14	2,130±273	61,8±12,2
15–17	2,570±337	78,3±17,7
18–19	2,770±687	81,2±15,4
20	2,660±475	79,0±16,3
21–22	2,574± 58	73,4± 2,0
23–25	2,519± 54	73,3± 1,8
26–28	2,518± 53	72,8± 1,8
29–31	2,510± 58	71,5± 1,8
32–34	2,430± 59	69,2± 1,7
35–37	2,421± 63	69,1± 2,2
38–40	2,361± 57	67,7± 1,9
41–43	2,311± 78	66,1± 2,2
44–46	2,274± 60	64,1± 2,3
47–49	2,198± 59	61,9± 3,4
50–52	2,188± 80	59,2± 3,1
53–54	2,140±104	58,3± 3,9
55	2,111±363	54,3± 6,9
56–60	2,051±193	53,5± 6,6
61–65	1,809±125	51,0± 6,1
66–70	1,767±233	43,1± 5,4
71–75	1,624±230	39,6± 9,8
76–80	1,510±376	33,4± 9,8

Atemgrenzwert und Vitalkapazität nach Altersgruppen in Prozent
(Altersgruppe 18–20 = 100%)

Alter	*Vitalkapazität (%)*	*Atemgrenzwert %*
8	61,08	57,43
11–14	73,18	75,97
14–17	87,52	87,45
18–20	100,00	100,00
20–23	95,90	91,64
32–34	90,17	86,39
41–43	86,07	82,52
51–53	81,86	73,91
56–60	76,36	66,79
61–65	67,38	63,67
71–75	60,48	49,44
75–80	56,24	41,70

4. Körperliche Wirkungen der wissenschaftlichen Atemtherapie

Die Atemtherapie ist eine der wirkungsvollsten Gesundheitsvorsorgemethoden, die der Osten je hervorgebracht hat. Im 19. Jahrhundert fand sie allerdings auch im Osten wenig Beachtung, denn es war eine Zeit der unkritischen Übernahme westlicher Wertvorstellungen, insbesondere der Kriterien wissenschaftlicher Arbeit. Die Medizin, die während der letzten hundert Jahre erstaunliche Fortschritte machte, hat jedoch heute neues Interesse an der Atemtherapie gefunden. Was einst als Praktiken primitiver religiöser Sekten angesehen wurde, wird heute als eine der authentischsten Formen östlicher Heilkunst erkannt und hat eine Vielzahl eingeschworener Anhänger gefunden, die den Atem als einen der Schlüssel zu den Geheimnissen des menschlichen Lebens betrachten. Der Atem paßt sich normalerweise automatisch den sich ändernden Anforderungen an, in denen wir leben. Wer zum Beispiel die Luft drei Minuten lang anhält, erlebt ein Erstickungsgefühl und wird nachher schnell und tief atmen, um den Sauerstoffbedarf seines Körpers zu decken. Alles andere wird in dem Augenblick zweitrangig. Um zu verstehen, weshalb wir instinktiv unseren Atem regulieren, müssen wir unser Augenmerk auf die charakteristischen Merkmale des normalen Atemzyklus richten.
Sauerstoff, der etwa ein Fünftel der Erdatmosphäre ausmacht, wird beständig in jeder einzelnen Körperzelle gebraucht, damit sie Nährstoffe in Energie umwandeln kann. Sauerstoff ist deshalb eines der wichtigsten Elemente für den Stoffwechsel; er gelangt durch die Atmung in unseren Körper.

Die Atemübungen, die im Osten entstanden sind, zielen darauf ab, die Sauerstoffversorgung und die Kohlendioxidausscheidung des Körpers zu beschleunigen. Insbesondere hat die Technik der Tiefatmung den Zweck, die Vitalkapazität durch vermehrte Dehnung und Stauchung der Lunge zu vergrößern. Indem man den Übungsanweisungen folgt, vergrößert man die Bewegungsfähigkeit des Zwerchfells, trainiert die Bauchmuskeln für die Unterstützung des Zwerchfells und entwickelt die Kapazität des Brustkorbs.
Die positive Wirkung der wissenschaftlichen Atemtherapie ist für unser Forscherteam greifbare Wirklichkeit. Wir beobachten an Japanern, die die Tiefatmung praktizieren, daß ihr Zwerchfell sich während der Übung 3–4 Zentimeter weiter nach unten bewegt als normal. Jeder Zentimeter, den das Zwerchfell sich weiter nach unten bewegt, vergrößert die Kapazität des Brustraums um durchschnittlich 250–300 ccm. Vergrößert sich die Beweglichkeit des Zwerchfells in beiden Richtungen, so kann sich die Kapazität des Brustraums um 1000 bis 1200 ccm erhöhen. Auch jede Erhöhung der Brustraumkapazität bringt eine Erhöhung der Vitalkapazität mit sich.
Die Vitalkapazität eines normalen gesunden Mannes beträgt etwa 400 ccm. Durch bewußtes Tiefatmen kann ein normaler Mann eine Vitalkapazität von 3500 ccm erreichen. Sportler, wie etwa Schwimmer oder Marathonläufer, können eine Vitalkapazität von 5000 bis 8000 ccm erreichen.
Eine Veränderung der Atemgewohnheiten ist am ehesten dazu geeignet, die Atemfunktionen zu verbessern. Jeder kann an sich selbst erleben, was für erstaunliche Wirkungen ein intensives Programm von Atemübungen hat. Wer die Möglichkeit hat, sollte zuvor seine Vitalkapazität und den Atemgrenzwert ermitteln und mit den

Durchschnittswerten seiner Altersklasse vergleichen. Damit verfügt man über eine Grundlinie, von der aus man seinen Fortschritt messen kann. Wenn Sie fünfundzwanzig oder älter sind und nach drei Jahren eifrigen Übens feststellen, daß Ihre Atemgrößen weder besser noch schlechter geworden sind, dann können Sie das schon als einen großen Erfolg verbuchen. Denn wenn Sie Ihre physische Verfassung aufrechterhalten können, während Gleichaltrige schon den Abstieg antreten, so haben Sie damit schon viel erreicht.

Normale, gesunde Menschen atmen etwa achtzehnmal in der Minute und nehmen dabei etwa 7500 ccm Luft auf (normales Atem-Minutenvolumen). Bei einem intensiven Übungsprogramm für die Tiefatmung verringert sich die Atemfrequenz auf sechs Atemzüge pro Minute, wobei ein Atem-Minutenvolumen von 12000 ccm erreicht wird. Dadurch wird natürlich auch die Sauerstoffaufnahme und Kohlendioxidabgabe pro Minute erhöht. Der Stoffwechsel wird angeregt, die verschiedenen Organe des Körpers werden gekräftigt, und man wird insgesamt weniger anfällig für Krankheiten. Übungen für die Tiefatmung erfrischen Körper und Geist, regen den Appetit an und führen zu einer positiven Lebenshaltung.

Im Gehirn gibt es ein sogenanntes Atemzentrum, das alle Atemfunktionen steuert. Es liegt in einer Gehirnregion namens *Medulla oblongata* (verlängertes Rückenmark). Da dieses Zentrum von entscheidender Bedeutung für das Leben ist, wird es manchmal auch »Lebenszentrum« genannt. Atemübungen können auch dieses Gehirnzentrum beeinflussen: gleichmäßige Bewegung des ganzen Atemmechanismus regt das Atemzentrum im Gehirn an, dessen Impulse dann wieder auf den Mechanismus zurückwirken usw.

Die Bewegung des Zwerchfells ist von ähnlich großer Bedeutung für das körperliche und seelische Wohlbefinden. Gleichmäßige Zwerchfellbewegung wirkt sich auf das Sonnengeflecht aus und stabilisiert so unseren seelischen Haushalt. Das wiederum stabilisiert den Atemzyklus, womit auch hier der Kreis geschlossen ist.

Der Einfluß von Atemübungen auf die Verdauungsorgane

Störungen in den Verdauungsorganen können zu mancherlei unangenehmen Krankheitserscheinungen führen, und auch hier läßt sich mit Atemübungen vorbeugend und heilend eingreifen. Mit regelmäßig ausgeführten Atemübungen können wir die verschiedenen Teile des Verdauungssystems direkt und indirekt anregen und massieren.

Atemübungen sollen die vertikale Beweglichkeit des Zwerchfells vergrößern und die Tätigkeit der Bauchmuskeln anregen, damit der rhythmische Druck auf die inneren Organe verstärkt wird. Dadurch werden sie in ihrer Funktion unterstützt;

1. Magen, Leber, Nieren und Darm werden direkt und indirekt angeregt; dadurch vermehrt sich die Sekretion von Verdauungsenzymen, so daß die Nahrung besser aufgeschlossen und aufgenommen werden kann.
2. Die rhythmischen Bewegungen übertragen sich auf Dünndarm und Dickdarm, fördern den Verdauungsprozeß und beseitigen Verstopfung.
3. Die zahllosen Kapillargefäße im Bauchraum können die Nährstoffe besser aufnehmen.
4. Fettdepots an den Därmen und der Bauchwand wer-

den abgebaut; Stoffwechselschlacken werden mobilisiert und ausgeschwemmt.
5. Die Absorption von Flüssigkeiten wird erleichtert und die Nierenfunktion unterstützt.

Während der Atemübungen können starke Darmgeräusche auftreten, oder man beobachtet vermehrtes Aufstoßen und Abgänge von Blähungen. Solche Phänomene sind ein Zeichen des Erfolgs, denn sie deuten darauf hin, daß der Bauchraum richtig in Bewegung kommt.

Der Einfluß von Atemübungen auf den Kreislauf

Das Blut und die Gefäße des Kreislaufsystems sind die wichtigsten Transportmittel des Körpers. Über die Adern werden alle Teile des Körpers mit Nährsubstanzen und Sauerstoff versorgt und alle Abbauprodukte des Stoffwechsels entfernt. Die Funktion des Blutkreislaufs darf nicht einmal für kurze Zeit unterbrochen werden.

Wenn im Gefäßsystem etwas nicht stimmt und das Blut nicht richtig zirkulieren kann, werden Muskeln, Knochen und Organe nicht mehr richtig versorgt und können nur noch beschränkt funktionieren. Natürlich können die Zellen dann auch nicht mehr das Kohlendioxid loswerden und die Abbauprodukte des Stoffwechsels, die sich in ihnen bilden. Vor allem aber ist zu bedenken, daß unter solchen Umständen auch das Gehirn nicht mehr richtig versorgt werden kann. Daraus kann eine Azidose entstehen, die zu irreversibler Zellschädigung und zum Tod führen kann, wenn man nicht einschreitet. Die Funktionstüchtigkeit des Kreislaufs ist kurz gesagt von entscheidender Bedeutung für die Gesundheit und das Le-

ben selbst. Atemübungen regen den Kreislauf an, beugen Cholesterinansammlungen im Blut vor und wirken Krankheiten wie Arteriosklerose und Thrombose entgegen.
Da Atemübungen den Kreislauf fördern, unterstützen sie auch die Arbeit der roten und weißen Blutkörperchen, die für den Sauerstoff- und Kohlendioxidtransport (rot) und die Krankheitsabwehr (weiß) zuständig sind. Daher sorgen Atemübungen auch auf diesem Wege für eine vermehrte Resistenz des Organismus gegen Krankheiten und beschleunigen im Krankheitsfall die Heilung.

Der Einfluß von Atemübungen auf das Nervensystem

Alle Organe und Gewebe des Körpers und ihre Funktionen werden durch das Nervensystem gesteuert. Das Nervensystem besteht aus einer Reihe untereinander verbundener Nervengeflechte, deren »Kommandozentrale« das Gehirn ist. Tritt in einem der Nervengeflechte eine Störung ein, so werden die von ihm gesteuerten Teile des Organismus krank. Bevor man diese kranken Teile behandelt, muß man deshalb die Funktion des betreffenden Nervengeflechts wiederherstellen. Wenn man also zum Beispiel Kopf- oder Fußschmerzen hat, muß man erst die Ursache auffinden und beseitigen, bevor man sich an die Behandlung des erkrankten Körperteils macht. Wer Zahnschmerzen hat, wird diese mit Schmerztabletten nicht heilen.
Die dritte Hauptstufe der Atemtherapie soll die Zirkulation von *Ki* (Lebensenergie) im Körper fördern. Diese Methode regt das gesamte periphere und zentrale Ner-

vensystem an, denn die Impulse, die durch die Atemübungen gesetzt werden, verstärken die Reflextätigkeit der Nerven. Weitere Ziele dieses Teils der Atemtherapie sind: einen Ausgleich zwischen dem sympathischen und dem parasympathischen Nervensystem zu schaffen, die anregenden und dämpfenden Funktionen der verschiedenen Hormone der strikten Kontrolle des Nervensystems zu unterstellen und die peripheren Nerven zu sensibilisieren. Die Wirkung der Atemübungen auf die Zirkulation von *Ki* gilt als gleichwertig dem Einfluß von Akupunktur, Moxibustion und Massage. Die peripheren Nerven werden energisch zur Bildung von Neuronen (»Nerveneinheiten«; Ganglienzellen mit den zugehörigen Fortsätzen) angeregt. Das wiederum unterstützt die Funktion der inneren Organe und stärkt ihre Abwehrkraft gegen Krankheiten.
Das zweifache Ziel der Atemübungen liegt also darin, die inneren Organe des Körpers direkt und über die Aktivierung der Nerven anzuregen. Das Mittel dazu ist die rhythmische Veränderung des Drucks im Bauchraum durch die Bewegung des Zwerchfells und der Bauchmuskeln.

Die Beziehung zwischen Atmung und Kapillarentätigkeit

Die Kapillaren kontrahieren und expandieren unter dem Einfluß des Zentralnervensystems. Ein gesunder, still liegender Mensch treibt mit jedem Herzschlag 50–60 ccm Blut in seine Arterien. In Bewegung beträgt diese Blutmenge 80–100 ccm. Ein ungehinderter Durchgang des Blutes durch die Kapillaren ist notwendig, um einen Rückstau zu vermeiden und das Herz nicht unnötig zu belasten. Sind die Kapillaren weit genug, so kann viel frisches Blut mit Sauerstoff und Nährsubstanzen alle Körpergewebe erreichen: der Stoffwechsel funktioniert. Lange, tiefe Atemzüge weiten die Blutgefäße und unterstützen die Kontraktions- und Expansionsbewegungen der Kapillaren.

Das Kapillarengeflecht ist in der Großhirnrinde, im Unterhautgewebe, im endokrinen System, in Leber, Lunge und Dünndarm besonders dicht und trägt die Hauptlast des Stoffwechsels dieser Organe. Im Unterhautgewebe finden sich etwa 2000 Kapillaren pro Quadratzentimeter. Bei einem ruhenden Menschen transportieren nur etwa fünf von diesen 2000 Kapillaren tatsächlich Blut, während bei einem Menschen, der Atemübungen macht, schwer arbeitet oder Sport treibt, alle 2000 aktiv sind. Die Kapillaren schlagen regelmäßig nach einem bestimmten Rhythmus, und dieser »Puls« wirkt wie eine Vielzahl von kleinen Herzen, die das eigentliche Herz unterstützen und von entscheidender Bedeutung für die Gesunderhaltung des Körpers sein können.

Energische Atemübungen aktivieren Millionen von Kapillaren in unserem Körper. Die Förderung der Kapillarentätigkeit in Magen und Zwölffingerdarm ist besonders wichtig für die Erhaltung der Gesundheit. Wer unter Spannung und Herzbeschwerden leidet, wird mit der Förderung der Kapillarentätigkeit in der Atemtherapie ein Mittel in die Hand bekommen, mit dem er seinen Zustand entscheidend verbessern kann.

Zweiter Teil

Grundzüge der Atemtherapie; Haltungen und vorbereitende Übungen

5. Ziele der Atemtherapie

Wer mit der Atemtherapie beginnen will, braucht zunächst eine ganz entschiedene Zielvorstellung. Als Anfänger erlahmt man oft schon nach wenigen Minuten, und alle Begeisterung ist dahin. Unter solchen Umständen ist man bei irgendwelchen Schwierigkeiten oder Hindernissen nur allzu leicht bereit aufzugeben. Meist liegt dem mangelndes Vertrauen in die Wirksamkeit der Therapie zugrunde, oder es fehlt einfach ein fester Vorsatz. Der beste Weg, sich in die Therapie einzuarbeiten, besteht darin, zunächst alle erforderlichen Voraussetzungen zu schaffen und dann die Übungen in kleine Schritte zu unterteilen, die man einen nach dem anderen bewältigen kann. Sehr hilfreich ist dabei ein bestimmtes Ziel, etwa eine Krankheit zu überwinden oder die wiedergewonnene Gesundheit zu erhalten. Außerdem sollte man sich eine bestimmte Zeit für die tägliche Übung setzen und sie auch strikt einhalten.

Bewußte natürliche Atmung

Was Atemtherapeuten »natürliche Atmung« nennen, muß ruhig, entspannt, fein und gleichmäßig sein. Bei gesunden Menschen entspricht die Atmung diesen Anforderungen ganz natürlich. Bei erschöpften und überanstrengten Menschen von schwacher Gesundheit, die sich schnell ängstigen und aufregen oder reizbar, ungeduldig und innerlich unausgeglichen sind, ist die Atmung unregelmäßig und unnatürlich. Zum Beispiel atmen Men-

schen mit schwacher Gesundheit oft extrem kurz ein und lange aus oder umgekehrt. Wer so weiteratmet, kann seinen Zustand dadurch nur verschlimmern. Deshalb sollten solche Menschen ihren Atem bewußt steuern und dafür sorgen, daß sie den natürlichen Atemrhythmus nie wieder verlieren.
Die natürliche Atmung ist bewußt, frei von Ungeduld, ermüdungsfrei, leicht, stetig und fein. Sie ist weder kurz noch lang, sondern weich und ausgeglichen. Wer sich diesen Atem erarbeitet hat, fühlt sich wohl und ist frei von den Hindernissen und Widerständen, denen er in den Anfangsstadien der Atemtherapie begegnen mag.

Anzahl und Tiefe der Atemzüge

Ein normaler gesunder Erwachsener holt etwa achtzehnmal in der Minute Luft. Im Verlauf der Atemtherapie verlängert sich die Zeit, die für jeden Atemzug gebraucht wird. In den fortgeschrittenen Übungsstufen verringert sich die Zahl der Atemzüge pro Minute auf 5 oder sogar 3 oder 2. (Im Zen holen fortgeschrittene Schüler nur zwei- bis fünfmal pro Minute Luft, wenn sie in der Zazen-Haltung sitzen und sich in einem gesammelten Bewußtseinszustand befinden. Sie können diesen Zustand für etwa dreißig Minuten ohne Unterbrechung aufrechterhalten.)
Es gibt zwei Mittel, um die Atemfrequenz zu senken: die Atmung zu verfeinern und sie zu vertiefen. Die Verfeinerung des Atems erreicht man durch Begrenzung der eingeatmeten Luftmenge. Das erreicht man durch Verengung der Nasengänge und der Kehle oder indem man die Zahnreihen leicht miteinander in Berührung bringt und die Zunge mit schwachem Druck an den vorderen oberen

Gaumen legt. Um die Atmung zu vertiefen, müssen alle Lungenbläschen aktiviert und der Spielraum zwischen Expansion und Kontraktion erweitert werden, damit das Atemvolumen wachsen kann.
Wenn die Atmung fein und tief wird, braucht man für jeden Atemzug mehr Zeit, das heißt, die Zahl der Atemzüge pro Minute sinkt. Die Menge der umgesetzten Luft ändert sich dabei nicht sehr. Bei einer Frequenz von 15 Atemzügen pro Minute und einem Atemzugvolumen von 0,5 Liter beträgt das Atem-Minutenvolumen 7,5 Liter. Geht man davon aus, daß das Atem-Minutenvolumen konstant bleibt, so bedeutet eine Vertiefung der Atmung auf ein Atemzugvolumen von 2,5 Litern, daß nur noch drei Atemzüge pro Minute erforderlich sind.
Worin besteht dann aber der Sinn einer deutlichen Vertiefung des Atemzugvolumens und einer Verlängerung jedes Atemzugs? In der Vergrößerung der Vitalkapazität, in der Beschleunigung des Gasaustauschs von Sauerstoff und Kohlendioxid und in der Anregung des gesamten Stoffwechsels. Außerdem aktiviert die feine und tiefe Atmung die Funktion des parasympathischen Nervensystems. Tiefatmung vergrößert den Druck im Bauchraum und treibt überschüssiges träges Blut aus den inneren Organen in die Adern zurück. Das Sonnengeflecht wird angeregt, was wiederum zur Beruhigung des Geistes beiträgt.

Ohne Gewalt atmen

Wenn Sie mit der Atemtherapie beginnen, werden Sie vielleicht anfangs übereifrig sein und zu heftig atmen. Davon kann Ihnen schwindelig oder gar übel werden, und manchmal bekommt man sogar Kopfschmerzen. Deshalb soll man sich die Übungen geduldig Schritt für Schritt erarbeiten. Wenn Sie die Grundstufe bewältigt haben und sich besser fühlen als zuvor, können Sie anfangen, energischer zu üben. Solch ein Vorgehen ist Voraussetzung für eine beschwerdefreie Praxis der Atemtherapie.

Atem und Blutkreislauf

Ein ungleichmäßiger Atemrhythmus kann den Blutkreislauf in Unordnung bringen. Das Herz pumpt kohlendioxidreiches Blut in die Lunge, wo der Gasaustausch stattfindet, danach wird das sauerstoffreiche Blut durch die Arterien in alle Organe des Körpers geleitet. Atmung und Kreislauf sind mit anderen Worten eng miteinander verbunden. Um effektiv funktionieren zu können, müssen sie in einem ausgewogenen Verhältnis zueinander stehen. Bei der Atemtherapie muß man deshalb darauf achten, daß der Atemrhythmus und die Länge, Tiefe und Stärke jedes Atemzugs auf den allgemeinen Zustand des Körpers abgestimmt sind, sonst handelt man sich allerlei Probleme ein. Wie schon erwähnt, wird bei der Atemtherapie durch den vermehrten Druck im Bauchraum das in den Organen stagnierende Blut aktiviert und in den Kreislauf zurückgeführt. Die vermehrte Blutzirkulation, zusammen mit anderen Wirkungen der Atemtherapie, schafft die Voraussetzungen für einen gesunden Körper. Bei Menschen, die an zu niedrigem Blutdruck oder Blutarmut leiden oder sich leicht erkälten, zeitigt eine mit Ausdauer durchgeführte Atemtherapie erstaunliche Erfolge.

6. Prinzipien der Atemtherapie

Die drei Grundprinzipien der Atemtherapie werden seit alters mit dem Begriff *Nai San Go* (die drei inneren Übereinstimmungen) zusammengefaßt. Die drei Prinzipien lauten:

1. Das Bewußtsein mit den Sinnen in Übereinstimmung bringen.
2. Die Sinne mit *Ki* (Lebensenergie) in Übereinstimmung bringen.
3. *Ki* mit der Kraft in Übereinstimmung bringen.

»Das Bewußtsein mit den Sinnen in Übereinstimmung bringen« heißt, daß man Begriffe und Ideen mit der Erfahrung zur Deckung bringen muß. In unserem Fall bedeutet das, daß Sie die verschiedenen philosophischen und ideologischen Systeme der Atemtherapie mit Ihrer eigenen Erfahrung davon vergleichen müssen. Das bestärkt in Ihnen das Vertrauen darauf, daß Sie durch die Atemtherapie jeden Teil Ihres Körpers verändern werden und das gesteckte Ziel erreichen können. Solch eine innere Einstellung ist von größter Bedeutung für die tatsächliche Wirkung der Übungen.

Ki ist die Lebensenergie, die sowohl den Mikrokosmos (Mensch) als auch den Makrokosmos (Universum) erfüllt. »Die Sinne mit *Ki* in Übereinstimmung bringen« heißt, *Ki* mit den Sinnen zu erfahren. Mit Hilfe der Sinne kann man *Ki* ins Spiel bringen wo und wann man will; man kann es aufsteigen und sinken lassen. *Ki* hat drei Aspekte: der erste ist die Bewegung der Luft durch die Nase in die Lunge, das heißt der Gasaustausch. Der zweite ist *Kisoku,* die im Körper zirkulierende Lebensenergie. Der dritte Aspekt von *Ki* ist die Lebensenergie, die das

Universum durchdringt. Wenn die Atemtherapie ein bestimmtes Stadium erreicht hat, spürt man das *Ki,* das im Rhythmus des Atems durch den Körper zirkuliert. Dieses Stadium nennt man *Sen Ki Nai Ko* – »latentes *Ki* bewegt sich innen«.

»*Ki* mit der Kraft in Übereinstimmung bringen« geht davon aus, daß jedes Organ im Bauchraum sich entspannt, wenn *Ki* absteigt, und sich zusammenzieht, wenn *Ki* aufsteigt. Der Rhythmus wird durch die Atmung vorgegeben, und wenn dieser Rhythmus verlorengeht, gerät das Gleichgewicht zwischen der Atmung und den Sinnen durcheinander, was schwerwiegende Folgen haben kann. Der rhythmische Druckwechsel im Bauchraum, den die Atmung hervorruft, bewegt jedoch nicht nur die inneren Organe, sondern auch verschiedene Muskeln, die nicht dem Willen unterworfen sind: die willkürliche Muskulatur regt das Nervensystem an, und das Nervensystem regt wiederum reaktive Bewegungen in der unwillkürlichen Muskulatur an.

Ein weiterer wichtiger Faktor bei der Atemtherapie ist *I,* die Selbstheilungskraft des Körpers. Sie kann nur funktionieren, wenn wir ihr genügend *Ki* zugänglich machen, sie mit *Ki* zur Übereinstimmung bringen. Wenn diese Voraussetzung nicht gegeben ist, werden wir uns vergeblich mühen, einer Krankheit Herr zu werden. Um wirken zu können, muß *I* die Führung von *Ki* akzeptieren.

Der erste Hauptschritt der Atemtherapie besteht darin, *Ki* entlang festgelegter Bahnen im Körper zirkulieren zu lassen. Der nächste Schritt besteht darin, *Ki* zu bestimmten Körperteilen zu lenken, die krank sind oder gekräftigt werden müssen. Wer Nierenbeschwerden hat, wird *Ki* zu den Nieren schicken, und wer seinen Körper kräftigen will, wird *Ki* in seine Muskeln schicken, während er zugleich Hanteln oder einen Expander benutzt. Während der Übung müssen die Menge von *Ki,* die man in Bewegung setzt, und die aufgewendete Kraft durch genaues Ausspüren mit den Sinnen aufeinander abgestimmt werden. Das ist einer der wichtigsten Faktoren, wenn wir *Ki* mit *I* zur Übereinstimmung bringen wollen.

7. Nebenwirkungen durch falsche Übungsweise

Unangenehme Nebenerscheinungen der Atemtherapie, die durch falsche Übungsweise entstehen, sollte man zwar zu beheben versuchen, sich aber auch keine allzu großen Sorgen darüber machen, da sie meist einfach auf simple Irrtümer zurückzuführen sind, die man mit der Zeit auszuschalten lernt.

Benommenheit und Schmerz

Manche Menschen fühlen sich bei ihren ersten Atemübungen benommen oder empfinden Schmerz in Achseln und Leisten, in der Taille oder in beiden Schenkeln. Das liegt meist einfach daran, daß plötzlich Muskeln eingesetzt werden, die lange nicht benutzt wurden. Keine Sorge, solche Nebenwirkungen verfliegen schnell. Wenn der Schmerz jedoch wochenlang anhält, sollte man einen Arzt aufsuchen und den Grund ausfindig machen.

Starkes Herzklopfen

Während der Atemübungen kann Ihr Herzschlag sehr viel stärker und schneller werden, und in Armen und Beinen kann ein Taubheitsgefühl auftreten. Solange solche Phänomene nicht über eine lange Zeit oder außerhalb der Übungszeiten auftreten, brauchen Sie sich keine Sorgen zu machen, denn sie werden bald vergehen. Wenn sie jedoch regelmäßig beim Üben auftreten, dann stimmt mit Ihrer Übungstechnik etwas nicht. Vielleicht nehmen Sie Ihre Haltung nicht richtig ein, oder Sie atmen zu heftig oder üben zu lange. Überprüfen Sie Ihre Technik genau, um herauszufinden, was Sie falsch machen. Das Taubheitsgefühl in den Beinen geht in der Regel auf das lange Stehen oder Sitzen in einer bestimmten Haltung zurück. Wenn dieses Gefühl auftritt, sollten sie die Übung unterbrechen und einige der ergänzenden Übungen (siehe das entsprechende Kapitel) ausführen oder die Beine so lange massieren, bis Sie die Übung wieder aufnehmen können.

Ungeduld und Veränderungen des Geschmackssinns

Wenn Sie ungeduldig werden oder Ihr Essen Ihnen plötzlich fad schmeckt, dann atmen Sie wahrscheinlich falsch. Vielleicht stimmt die Länge ihrer Ein- und Ausatmung nicht. Vielleicht haben Sie aber auch einfach nur Zweifel an der Therapie. Suchen Sie in diesem Fall Zerstreuung. Vielleicht hilft es Ihnen, einfach nur mit gekreuzten Beinen still dazusitzen oder einen Spaziergang zu machen. Wenn Sie die Übung wieder aufnehmen, sollten Sie für eine Zeit auf die Atemtechnik der Ersten Stufe zurückgreifen.

Mißempfindungen auf der Haut

Es kann sein, daß Sie einen Juckreiz empfinden, als wären Sie von einem Insekt gebissen worden. Ihre Hände können heiß werden wie über Feuer oder kalt wie in Eiswasser. Wenn so etwas auftritt, müssen Sie sich sofort auf ein einziges Objekt konzentrieren und alle anderen Gedanken fallenlassen. Solche Empfindungen sind reine Nebenerscheinungen der Übung, über die wir uns keine Gedanken zu machen brauchen.

Gefühl der Schwere; Trugbilder

Manchmal können Sie sich fühlen, als trügen Sie ein schweres Gewicht auf den Schultern; Arme und Beine scheinen geschrumpft zu sein, und der Kopf fühlt sich geschwollen und taub an. Schlimmstenfalls bekommen Sie das Gefühl, das irgend etwas in Ihrem Kopf den Sauerstoff darin hindert, zu den Gehirnzellen zu kommen. Außerdem können Sie manchmal Trugbilder sehen oder wunderliche Gedanken haben oder extrem emotional werden. Auch diese Phänomene sind Nebenerscheinungen, die zu keiner Sorge Anlaß geben. Konzentrieren Sie sich auf ein einziges Objekt und lassen Sie alle anderen Gedanken fallen. Je weiter sie fortschreiten, desto seltener werden solche Dinge auftreten.

Aufstoßen und starke Darmgeräusche

Im Anfangsstadium der Therapie müssen manche Menschen häufig aufstoßen; oft sind dann auch starke Darmgeräusche und vermehrter Abgang von Blähungen zu verzeichnen. Das liegt, wie schon gesagt, allein an der Anregung der Verdauungsfunktionen durch die Atemübungen. Obwohl solche Phänomene in der Gegenwart anderer peinlich sein können, sollten Sie die Übung deshalb nicht abbrechen. Sie können den Menschen in Ihrer Umgebung die Gründe erklären und um ihr Verständnis bitten oder Ihre Übungszeit so legen, daß sie mit niemandem zusammentreffen, solange diese Reaktionen nach der Übung noch bestehen. Es ist auf jeden Fall sehr wichtig, die Übung bis zu Ende auszuführen. Wenn man in der Mitte aufhört, war alles umsonst. Im übrigen sind auch diese Begleiterscheinungen nur vorübergehend.

Schweregefühl oder Schmerz im Magen; Stuhldrang

Damit müssen Sie rechnen, wenn Sie unmittelbar nach dem Essen üben. Nach dem Essen sollte man nichts Anstrengendes tun, und die Atemtherapie bildet da keine Ausnahme.

Nächtlicher Samenerguß

Dieses spezifisch männliche Problem kann etwa zehn Tage nach Beginn der Atemtherapie auftreten, auch wenn Sie meinen, daß Sie aus dem Alter eigentlich längst heraus sind. Nach der ersten Bestürzung werden Sie sich vielleicht darüber freuen, daß die Atemtherapie ihrer Sexualität neuen Auftrieb gibt. Es ist jedoch nicht ratsam, sich dann sofort auszutoben. Besser wäre es, sich in dieser Zeit weitgehend zurückzuhalten. Um diesem Problem entgegenzuwirken, sollten sie das »lange Ausatmen« (wie in der Ersten Stufe beschrieben) praktizieren, den After anspannen und mit den Händen die Gegend beiderseits des Steißbeins reiben.

Die allgemeine Regel lautet, daß sie Ihr *Ki* nicht überbeanspruchen oder ein plötzliches Valsalva praktizieren sollen, da Sie sonst mit Nebenwirkungen rechnen müssen. Wer ernsthaft krank oder übermüdet ist, wird sich mit plötzlichem, übereifrigem Üben keinen Gefallen erweisen, sondern seinen Zustand nur verschlimmern. Wer an Arteriosklerose oder Hypertonie leidet, muß besonders vorsichtig sein, da manche der beschriebenen Nebenwirkungen für ihn gefährlich werden können. Wenn andererseits zu wenig *Ki* mobilisiert wird, so bleibt es wirkungslos und kann gegen Krankheiten nichts ausrichten oder vorbeugend wirken. Sie müssen daher ihren körperlichen Zustand immer im Auge behalten und mit viel Feingefühl arbeiten. Die Atemübungen darf man weder gewaltsam noch verbissen ausführen. Wer sich überanstrengt, wird nicht nur allerlei harmlose Nebenerscheinungen erleben, sondern kann sogar bewußtlos werden. Ich lege Ihnen dringend nahe, sich beim Üben an die folgenden Anweisungen zu halten.

8. Grundhaltungen für die Atemtherapie

Bei der Atemtherapie müssen bestimmte Haltungen eingehalten werden. Die Grundformen sind die aufrechte Haltung, die Sitzhaltung und die liegende Haltung. Atmen kann man zwar in jeder Haltung, aber die korrekte Atmung ist noch eine ganz andere Sache. Wer durch den Atem etwas erreichen will, muß richtig atmen, das heißt, während der Übung die angegebene Haltung einnehmen.

Die aufrechte Haltung

In dieser Haltung stehen wir. Es ist die leichteste und gesündeste Position, die zugleich die meisten Möglichkeiten bietet. Sie hat drei Formen:

Sanen no Katachi – Form der drei Kreise
Dies ist die Grundform der aufrechten Haltung, und Sie sollten sie gründlich erlernen. Zu Beginn stehen Sie mit geschlossenen Füßen wie in Abb. 1. Dann bewegen Sie den linken Fuß auswärts, während Sie für sich »eins, zwei« zählen, und bleiben mit leicht gespreizten Beinen stehen. Die Füße sollen etwa schulterbreit auseinander stehen. Wiederholen Sie die Übung, bis Sie den Fuß immer im gleichen Abstand absetzen können. Jetzt beugen Sie die Knie leicht, und drehen Sie die Zehen so weit wie möglich einwärts, bis ein Halbkreis entsteht wie in Abb. 2. Strecken Sie sich in Taille, Brust und Rücken wie in Abb. 3 (aber nicht gewaltsam, sondern ganz natürlich

Abb. 1

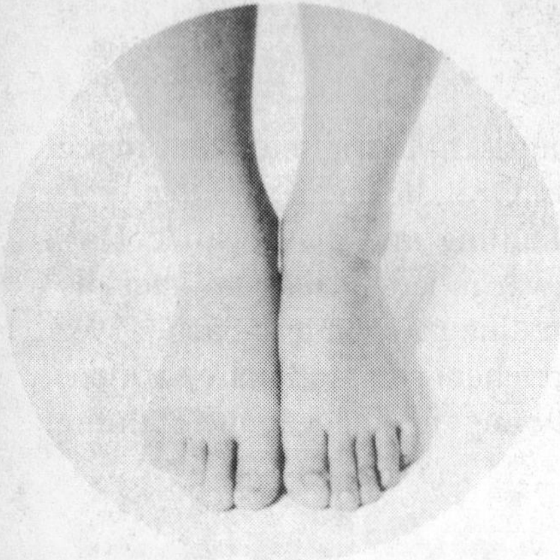

Abb. 2

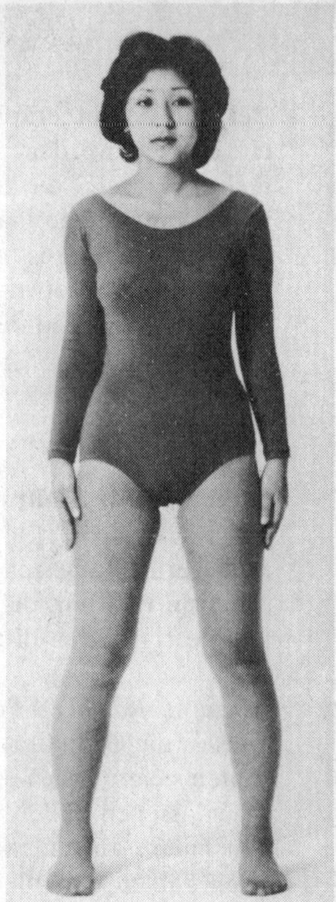

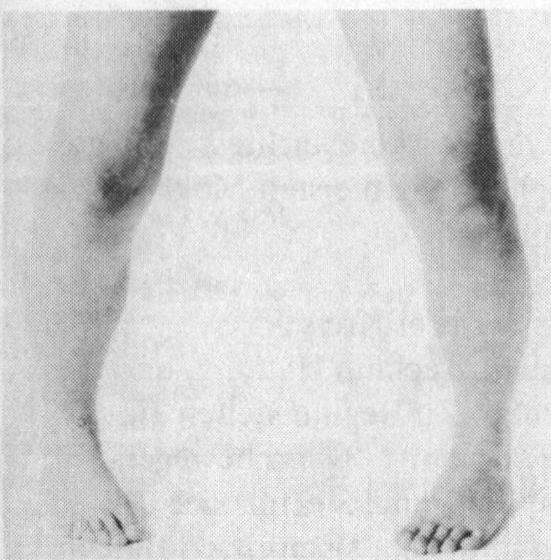

Abb. 3

und ohne sich nach hinten zu biegen). Wenn Sie all das beherrschen, heben Sie die Arme parallel bis in Schulterhöhe. Beugen Sie jetzt die Ellbogen zu einem Kreis wie in Abb. 4. Der Kreis sollte so groß wie möglich sein. Diese

Abb. 4

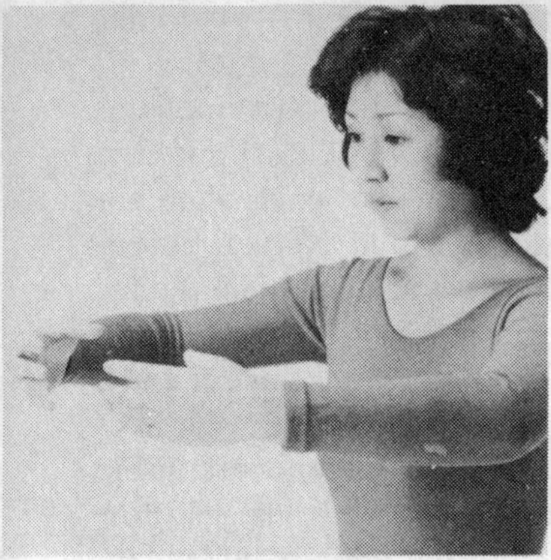

Abb. 6

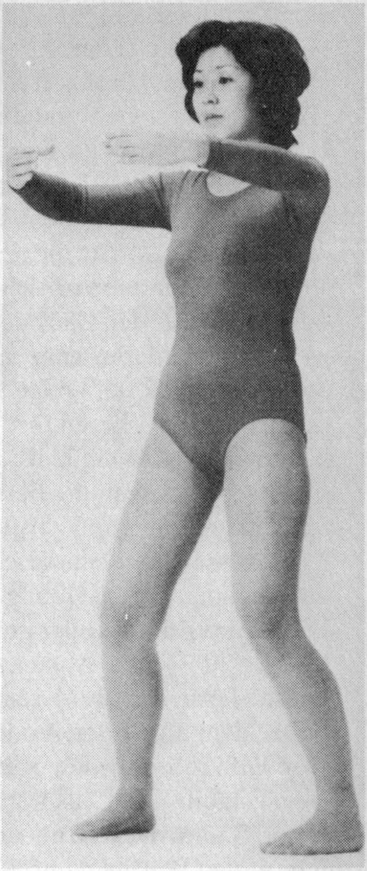

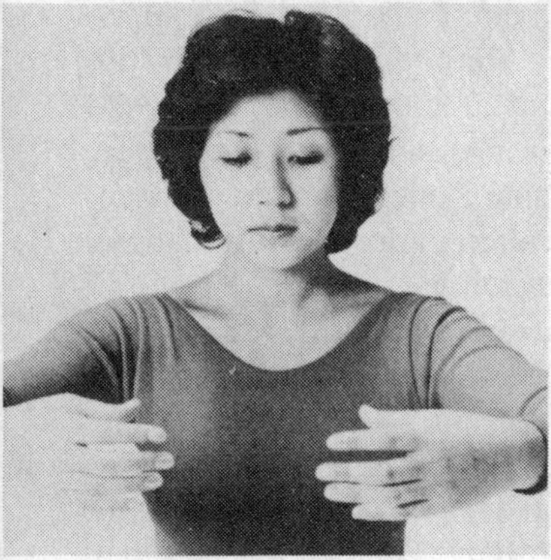

Abb. 5

Form erleichtert die Dehnung der Lunge und vergrößert ihre Kapazität. Die Hände halten sie so, daß die Handinnenflächen dem Gesicht zugewendet sind; die Finger bleiben locker (nicht aneinanderliegend) und leicht ge-

krümmt (Abb. 5). In dieser Haltung scheinen Ihre Hände einen großen Ball sehr sanft zu halten. Der Abstand der Hände sollte etwa der Breite Ihres Gesichts entsprechen. Halten Sie den Kopf aufrecht (das symbolisiert einen unvoreingenommenen und entschlossenen Geist) und den Hals gerade (Abb. 6). Diese Form ist geeignet, allen unnatürlichen Druck auf Blutgefäße und Nerven auszuschalten. Senken Sie den Blick und schließen Sie die Lider halb. Bringen Sie die Augen in leichte Schielstellung, so als schauten Sie vor sich auf einen Punkt in der Luft, oder heften Sie den Blick an ein etwas entfernteres, unbewegtes Objekt. Bei ganz geöffneten Augen werden Sie leicht durch allerlei Dinge abgelenkt. Bei ganz geschlossenen Augen verlieren Ihre Sinne die Schärfe, und ablenkende Gedanken stellen sich ein. Daher sind die halbgeschlossenen Augen die beste Methode, um in einen stillen und gesammelten Zustand zu kommen. Wie Sie vielleicht wissen, spielen diese Anweisungen für die Augen auch bei der Zazen-Übung eine Rolle; auf allen Darstellungen des Buddha oder der alten Philosophen sind diese halbgeschlossenen Augen zu sehen.
Diese »Form der drei Kreise« besteht aus dem Kreis der Füße, dem Kreis der Arme und dem Kreis der Hände. Der Fußkreis soll den Rumpf aufrecht halten und die Beine stabilisieren, als wären Sie ein hoher, tief verwurzelter Baum. Der Arm- und Handkreis soll die Atemfunktionen kräftigen und *Kisoku* bis in die Fingerspitzen gelangen lassen. Insgesamt wird durch diese Haltung die Muskulatur von Füßen, Beinen, Rumpf, Armen und Händen gekräftigt.
Die Übungszeit sollte anfangs nicht mehr als drei bis fünf Minuten, höchstens aber zehn Minuten betragen. Wer einige Zeit an den Übungen gearbeitet hat und körperlich fit geworden ist, kann die Übungszeit langsam weiter aus-

dehnen – bis zu einer halben oder einer Stunde. Bei längeren Übungszeiten sollten Sie zwischendurch auf die Ausgleichsübungen zurückgreifen, damit Sie ermüdungsfrei üben können. Letztlich sollten Sie darauf hinarbeiten, daß Sie zweimal am Tag, morgens und abends, je eine halbe Stunde üben. Mit dieser Übungsweise erzielt man erstaunliche Erfolge.

Der Vorteil dieser »Form der drei Kreise« besteht darin, daß *Kisoku* bei jeder Ausatmung gleichzeitig bis in die Finger- und Zehenspitzen gelangt und bei der Einatmung im *Tanden* (unteres Energiezentrum, etwa fünf Zentimeter unterhalb des Nabels; jap. *Tanden* = chin. *Tan-t'ien*) verdichtet wird. Das verdichtete *Ki* kann mit Hilfe der Atmung durch das Rückenmark bis hinauf zur Schädeldecke transportiert werden. Dieses sogenannte »runde, tiefe und stille Ausatmen der Luft« läßt an eine weiße Wolke denken, die am Himmel schwebt.

Menschen, die schon viel Erfahrung damit haben, drükken ihre Empfindung so aus: »Mit dem Gewicht und der Gewalt eines Berges in den Fluß steigen, doch so fließend, daß der Wasserspiegel unbewegt bleibt.« Der Geist gewinnt einen weiten Ausblick auf alle Dinge, *Ki* wandert frei durch den Körper, und die Atmung wird weich und gleichmäßig. Man fühlt sich wohl und hoch gestimmt.

Sangō no Katachi – Form der drei Übereinstimmungen

Diese Übungshaltung schließt an die Form der drei Kreise an.

Aus dem Stand wird einer der beiden Füße etwa 60 Zentimeter (oder ein Drittel der Körpergröße) vorgesetzt. Die Fußspitze zeigt genau geradeaus, während der rückwärtige Fuß mit dieser Richtung einen spitzen Winkel (30–40 Grad) bildet. Das vordere Bein wird so weit gebeugt, daß das Knie sich über der Fußspitze befindet; das hintere Bein wird leicht gestreckt, so daß etwa 70 Prozent des Gewichts auf dem vorderen ruhen. Der Rumpf wird frontal, also senkrecht zur Achse des vorderen Fußes, gehalten. Der Rücken muß gerade bleiben. Entspannen Sie die Schultern und heben Sie die Hand, die dem vorgesetzten Bein entspricht, auf Schulterhöhe, wobei der Ellbogen leicht gebeugt wird (Abb. 7). Die Handinnenfläche weist nach oben, und der Zeigefinger wird gestreckt, so daß seine Spitze sich etwa in Augenhöhe befindet; die übrigen Finger bleiben locker und krümmen sich ganz natürlich wie »Tigerklauen« (Abb. 8). Die andere Hand wird so gehalten, daß die Außenseite des Handgelenks auf dem Hüftknochen ruht. Die Finger dieser Hand sollen sich auch ganz natürlich krümmen (Abb. 9).

Die »drei Übereinstimmungen« dieser Form sind die Übereinstimmung von Schulter und Schenkel, die Übereinstimmung von Ellbogen und Knie und die Übereinstimmung von Hand und Fuß. Diese Form ist etwas komplizierter als die »Form der drei Kreise«, die man deshalb ganz beherrschen sollte, bevor man sich an die »Form der drei Übereinstimmungen« macht. Geht man zu früh zu dieser zweiten Form über, so wird man unnötige Schwierigkeiten haben, die verschiedenen Körperteile richtig auszubalancieren. Daraus entsteht eine unnatürliche Haltung, die in Brust und Bauch Druck erzeugt und die Muskeln verkrampft. Jedes progressive Übungsprogramm muß mit den leichtesten Schritten anfangen und langsam fortschreiten, sonst kann man keine guten Resultate erwarten.

Bei dieser Haltung geht es hauptsächlich darum, die Konzentration der Sinne zu fördern, die Funktionen der verschiedenen Körperorgane wiederherzustellen, zu hohen

Abb. 7

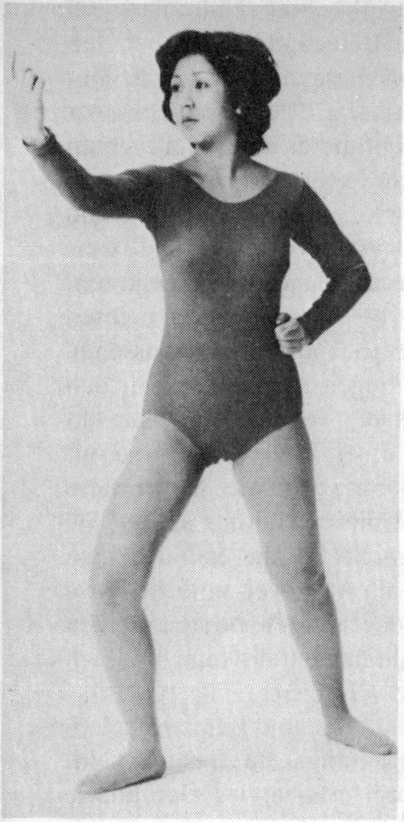

Abb. 8

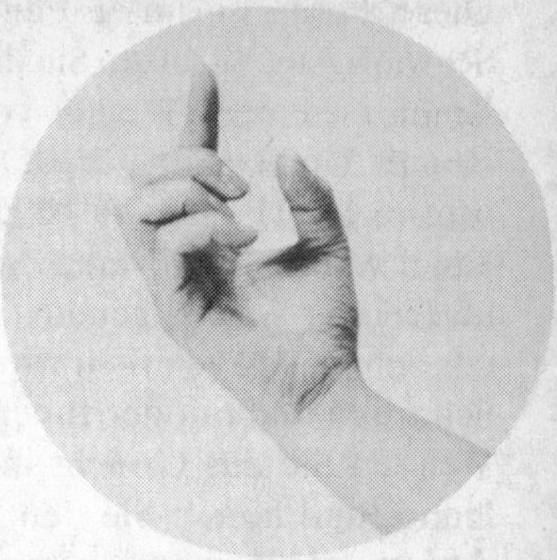

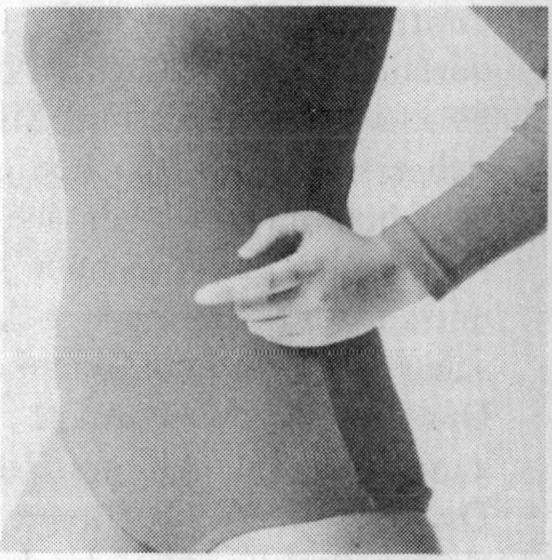

Abb. 9

Blutdruck zu senken und die Muskeln von Schultern, Schenkeln, Ellbogen, Knien, Füßen und Armen zu kräftigen. Die beruhigende Wirkung auf das Gehirn trägt zur Lösung nervöser Spannungen bei.

Fukko no Katachi – Den Tiger niederhalten
Diese Form ist unter den aufrechten Haltungen die Schwierigste. Spreizen Sie die Beine mit leicht gebeugten Knien zu einem Winkel von mehr als 100 Grad. Der Rumpf bleibt ganz gerade (Abb. 10). Halten Sie jetzt Ihre rechte Hand etwa 10 Zentimeter über dem rechten Knie, während der linke Arm leicht gespreizt und etwa im rechten Winkel gebeugt wird, so daß die linke Hand vor dem Nabel gehalten wird (Abb. 11). Die Hände werden offen und mit der Innenfläche nach unten gehalten. Wenden Sie das Gesicht in die Richtung Ihrer rechten Hand, und heften Sie den Blick mit halbgeschlossenen Augen auf einen entfernten Gegenstand. Halten Sie den Kopf aufrecht. Wenn Sie sich jetzt vorstellen, daß Sie mit der rechten Hand den Kopf eines Tigers halten und mit der linken seinen Rücken, dann wissen Sie, woher diese Form ihren Namen hat. Mit dieser Haltung sollten Sie sich erst vertraut machen, wenn Sie die ersten beiden ganz beherrschen. Wer sich als Anfänger an diese Form macht, muß damit rechnen, daß seine Beine steif werden und zu zittern anfangen. Schlimmstenfalls kann man sich sogar Muskeln und Gelenke verletzen.
Der Zweck dieser Form ist es, Arme und Beine zu kräftigen und die Lenden- und Rückenmuskeln zu entwickeln. Das Ausatmen gibt Ihnen ein erhebendes Gefühl wie Reiten oder Langstreckenlauf. Das Einatmen vermittelt ein Gefühl der Kraft, als hielten Sie mit Ihren Händen tatsächlich einen Tiger nieder. Beständiges Üben gibt Ihnen ein Gefühl der Hochgestimmtheit, und Ihr Körper wird über schier unerschöpfliche Kraft verfügen.

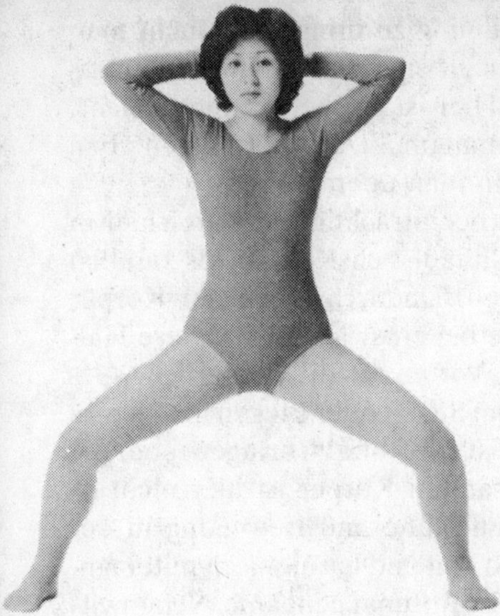

Abb. 10

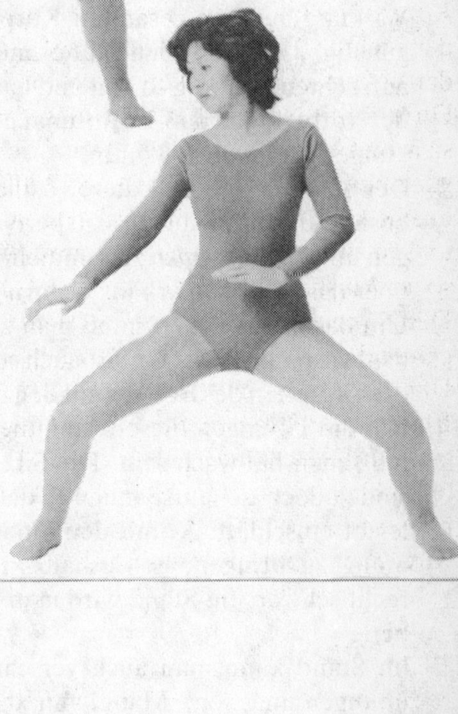

Abb. 11

Vorteile der Standhaltung:

1. Um den Atem in Ordnung zu bringen, braucht man saubere Luft. Am besten eignen sich daher Übungsorte in freier Natur. Hier ist es aber oft nicht leicht, Plätze zu finden, wo man im Sitzen oder Liegen üben kann. Im Stehen kann man überall üben.
2. Das Üben im Stehen beeinträchtigt den Kreislauf in keiner Weise. Deshalb läßt sich *Ki* mühelos zu allen Körperteilen dirigieren. Dadurch erhält der Körper angenehme Reize wie bei einer Massage. Diese Haltung ist mit anderen Worten für die körperliche Gesundheit am besten. Im Sitzen oder Liegen hat man es zwar leichter, den Geist zur Ruhe zu bringen, aber die Wirkung auf den gesamten Körper ist hier nicht so günstig. Überdies sind Ruhe und Bewegung in der aufrechten Haltung so eng und harmonisch miteinander verbunden, daß kaum unangenehme Nebenwirkungen zu erwarten sind.
3. Der schwierigste Teil dieser östlichen Atemtherapie besteht darin, *Ki* mit *I* zur Übereinstimmung zu bringen und *Ki* im *Tanden* zu sammeln, um es von dort aus über das Rückenmark ins Gehirn gelangen zu lassen. Um das zu erreichen, muß man zuerst Übungen wie das Anspannen des Unterbauchs oder des Afters und das Ergreifen des Bodens mit den Füßen beherrschen.
4. Um die Übungen dieser Atemtherapie auszuführen, muß man hellwach sein. Die Sitz- und Liegehaltung sind jedoch so entspannend, daß man beim Üben leicht einschläft. *Ki* mit den Sinnen in Übereinstimmung zu bringen, ist deshalb in diesen Haltungen recht schwer. Im Stand wird man dagegen wach bleiben.
5. Im Stand kann man auch verschiedene Ausgleichsübungen machen. Man kann die Arbeit jederzeit

durch solche Übungen auflockern und deshalb sehr lange ermüdungsfrei üben.

6. Man kann die Arme heben und senken, so daß *Kisoku* frei durch den Körper strömen und sich mit anderem *Kisoku* mischen kann. Ihr Lungenvolumen und Ihre Vitalkapazität vergrößern sich, und Ihr Wohlbefinden teilt sich Herz und Gehirn mit.
7. Wenn Sie alle drei Formen der aufrechten Haltung beherrschen, können Sie sie nacheinander üben und dazwischen Ausgleichsübungen machen. Es ist ein wunderbar fließender Bewegungsablauf (die Grundformen des *T'ai Chi Ch'uan*).

Die Sitzhaltung

Die Sitzhaltung hat zwei Hauptformen, *Fuzai* (Sitzen mit gekreuzten Beinen) und *Kizai* (Sitzen auf einem Stuhl). *Fuzai* ist in vier Formen unterteilt: *Kekka Fuza* – Sitzen mit verschränkten Beinen wie in Abb. 12; *Hanka Fuza* – Sitzen mit halb verschränkten Beinen wie in Abb. 13; *Shizen Anza* – natürliche, bequeme Sitzhaltung wie in Abb. 14; und *Seiza* – Geradesitzen wie in Abb. 15. Jede Haltung hat ihre eigenen Ziele und Wirkungen.

Kekka Fuza – Sitzen mit verschränkten Beinen (voller Lotossitz)
Diese Form entstand im altindischen Yoga, ist aber heute besser als die Sitzhaltung im Zen bekannt. Das *Fukan zazengi* des Dōgen Zenji (1200–1253) gibt dazu folgende Erläuterung:
Um Zazen zu üben, sollst du einen stillen Raum aufsuchen und weder gerade gegessen haben noch hungrig

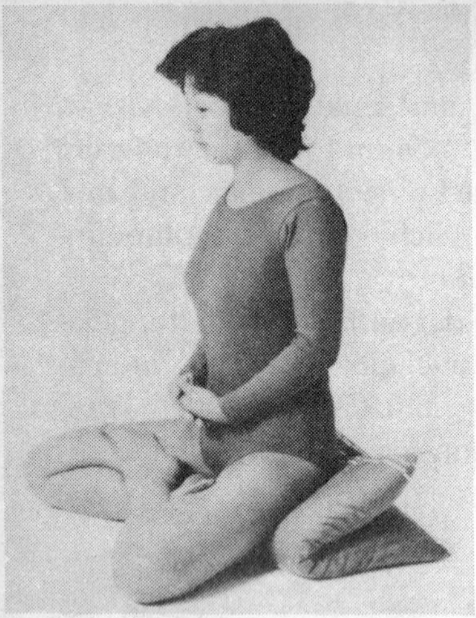

Abb. 12

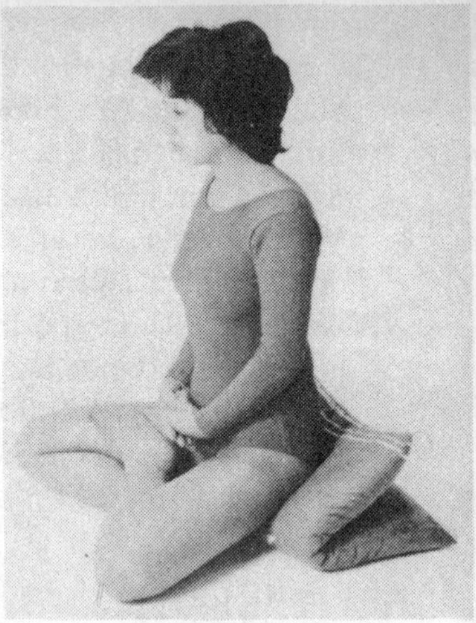

Abb. 13

sein. Deine Kleider sollen locker, aber ordentlich sein. Lege eine dicke Matte und darauf ein Kissen an die Stelle, wo du sitzen möchtest; du kannst mit verschränkten oder halb verschränkten Beinen (im vollen oder halben Lotos) sitzen. Im Lotossitz lege den rechten Fuß auf den linken Oberschenkel und den linken Fuß auf den rechten Oberschenkel; im halben Lotos lege den linken Fuß auf den rechten Schenkel und den rechten Fuß unter den linken Schenkel. Lege deine linke Hand in die rechte Hand; die Daumen sollen gerade gehalten werden und sich leicht berühren. Halte den Rücken gerade und neige dich nach keiner Seite. Halte deine Ohren in einer Linie mit der Schulter. Auch die Nase und der Nabel sollten im Lot sein. Lege deine Zunge am oberen Gaumen an. Halte Lippen und Zähne geschlossen und atme durch die Nase. Die Augen bleiben stets geöffnet. Hast du Körper und Geist so in die rechte Haltung gebracht, so atme tief aus. Laß deinen Körper einige Male hin und her schwin-

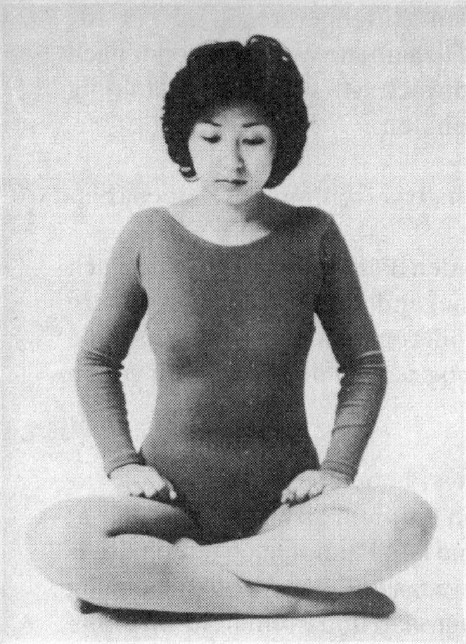

Abb. 14

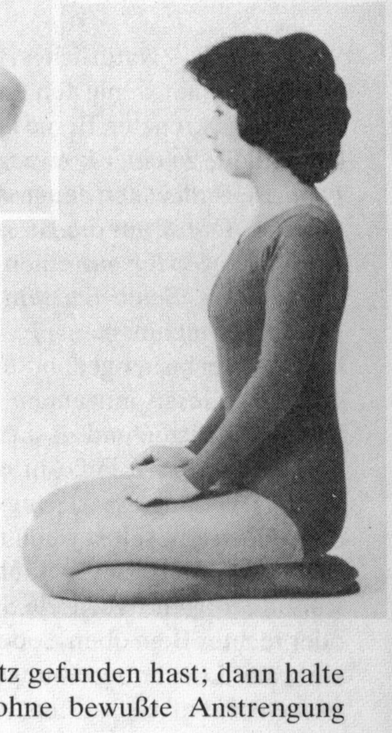

Abb. 15

gen, bis du den richtigen Sitz gefunden hast; dann halte still. Halte deinen Geist ohne bewußte Anstrengung leer.

Da diese Haltung für den Anfänger recht schwer ist, sollte man zuerst *Hanka Fuza* üben. Wer krank oder nach einer Krankheit noch schwach ist, sollte diese Haltung eine Zeitlang nicht einnehmen.

Hanka Fuza – Sitzen mit halb verschränkten Beinen (halber Lotos)
Legen Sie einen von beiden Füßen mit der Sohle nach oben auf den gegenüberliegenden Schenkel. Der andere Fuß kommt unter dem anderen Schenkel zu liegen. Alle übrigen Anweisungen entsprechen dem, was zum vollen Lotossitz gesagt wurde.

Shizen Anza – Natürliches, bequemes Sitzen
Dies ist die am wenigsten empfehlenswerte Sitzhaltung, da die so gekreuzten Beine den Rumpf nach hinten drükken und Sie zu einer kompensierenden Vorwärtsneigung zwingen. Ihr Rücken beugt sich, und es entsteht ein unnatürlicher Druck auf die Basis der Wirbelsäule, der einen Hexenschuß oder gar einen Bandscheibenriß zur Folge haben kann. Seien Sie sehr vorsichtig, wenn Sie diese Haltung einnehmen.
Bei den drei bisher genannten Sitzhaltungen ist es am besten, das Gesäß mit einem etwa 15 Zentimeter dicken Kissen zu stützen und zu stabilisieren. Fast alle Anfänger erleben, daß ihre Füße in diesen Haltungen »einschlafen«. Nach längerer Übungszeit hören diese Beschwerden jedoch auf, selbst wenn man auf dem nackten Boden sitzt. Man muß dieses Taubheitsgefühl durchaus nicht stoisch ertragen. Wechseln Sie Stellung der Beine (linkes oder rechtes Bein oben), oder stehen Sie auf und machen ein paar Lockerungsübungen, oder massieren Sie die Beine vom Fuß bis zur Leiste. Danach können Sie weitersitzen. Auch bei den *Fuza*-Formen kann *Kisoku* sich rela-

tiv frei bewegen und daher gut im *Tanden* gesammelt werden. Darüber hinaus sind es stabile Haltungen, in denen man nicht so sehr auf das Gleichgewicht achten muß und sich deshalb gut konzentrieren kann. Beim Üben in der *Fuza*-Haltung muß man darauf achten, daß Muskeln und Gelenke sich nicht versteifen.

Seiza – Gerade Sitzhaltung

Diese Form ist eng mit dem japanischen *Bushido* (dem Kodex der Krieger) verbunden und wurde zusammen mit ihm entwickelt. In dieser Haltung ist der Körper fähig, sich augenblicklich in jede Richtung zu wenden (Abb. 15, 16). Wir wollen diese Haltung schrittweise erläutern:

1. Legen Sie die Fußspitzen übereinander. Es spielt keine Rolle, welcher Fuß unten liegt, aber beide Fußgelenke sollten den Boden berühren. Das Kreuzen der Füße ist wichtig für die aufrechte Haltung des

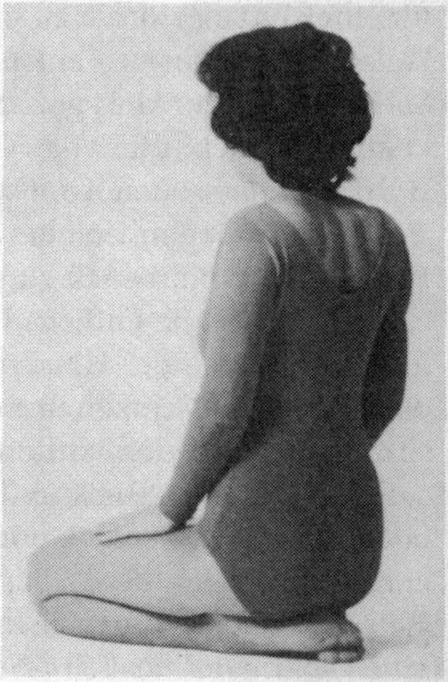

Abb. 16

Rumpfs. Anfangs kann Ihre Lendenmuskulatur schmerzen, aber das gibt sich mit fortschreitender Praxis.

2. Der Abstand zwischen den Knien sollte etwa ein bis zwei Fäuste weit sein. Wenn der Abstand zu weit wird, halten sie den Körper von der Brust aus, und das läuft dem Zweck dieser Haltung entgegen.
3. Gehen Sie mit dem Gesäß so weit wie möglich nach hinten und setzen Sie es leicht auf den Füßen ab.
4. Sitzen Sie ganz aufrecht und mit einem leichten »Hohlkreuz«, so, als wollten Sie den Unterbauch auf die Knie legen.
5. Lehnen Sie sich leicht nach vorn und lassen Sie die Kraft aus Ihrer Brust, aus den Schultern und aus dem *Tanden* frei. Den Körper geradezuhalten, bedeutet nicht, die Brust zurückzuziehen und die Schultern zu versteifen. Solch eine Haltung würde die Kraft in der Magengrube ansammeln und dort zu Verkrampfung führen. Daher der Rat, sich leicht vorzubeugen und den Oberkörper zu entspannen.
6. Halten sie den Hals gerade, und ziehen Sie das Kinn etwas zurück, ohne das Gesicht nach unten zu wenden. Wenn Sie den Kopf beugen, stellen sich leicht ablenkende Gedanken ein, und Sie tun sich schwer, die Kraft im Unterbauch zu sammeln.
7. Spannen Sie die seitliche Rumpfmuskulatur leicht an, und legen Sie die Hände auf den Schenkeln ab.
8. Schließen Sie Lippen und Zähne leicht, und legen Sie die Zunge an den vorderen Gaumen.
9. Senken Sie den Blick und lassen Sie ihn unfokussiert auf dem Boden schräg vor Ihnen ruhen. Schließen Sie die Lider halb.

Diese Sitzhaltung ist in Japan heute noch im alltäglichen Leben sehr gebräuchlich. Wir finden sie darüber hinaus nicht nur bei den japanischen Kampfkünsten wie Kendō, Judō, Karate und Aikidō, sondern auch beim Tee-Weg und dem Blumen-Weg. Es gibt noch weitere Sitzhaltungen wie *Hiraza* (Abb. 17), *Tatehizazuwari* (Abb. 18, 19) und *Hizakuzushizuwari* (Abb. 20), die wir hier aber nicht erläutern, weil sie der Gesundheit abträglich sind.

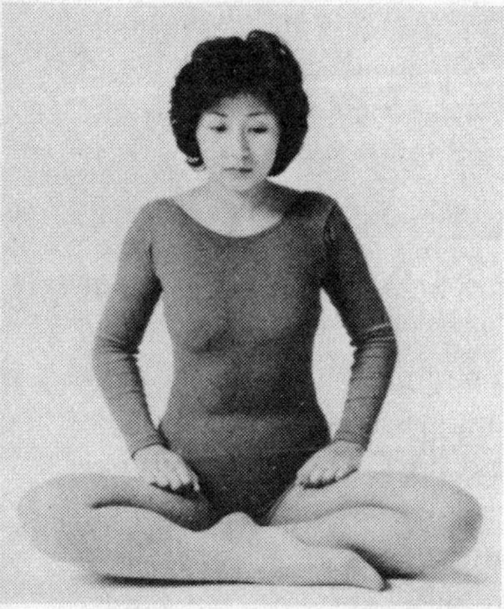

△Abb. 17

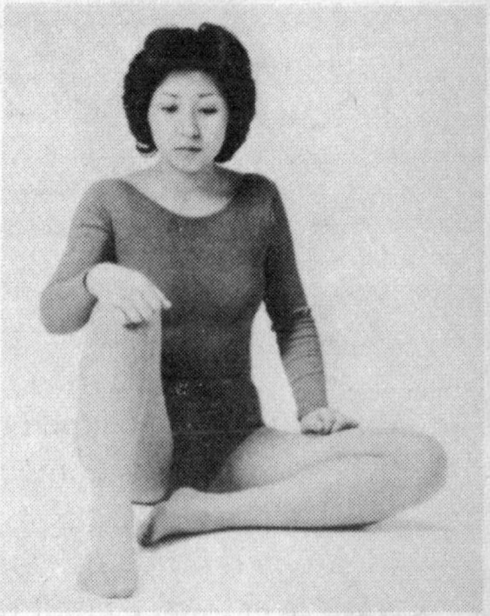

△Abb. 18

▽Abb. 19

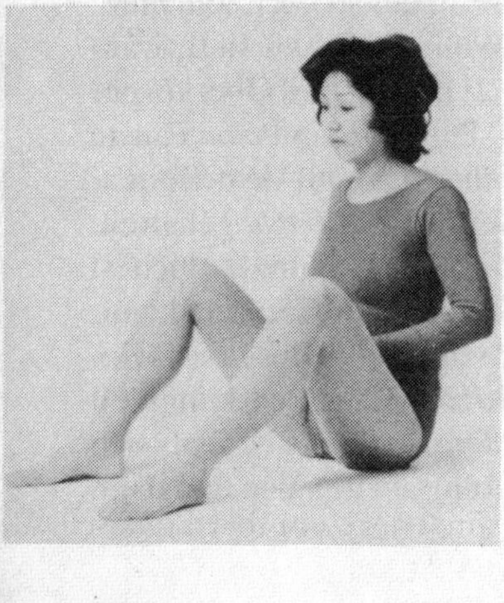

▽Abb. 20

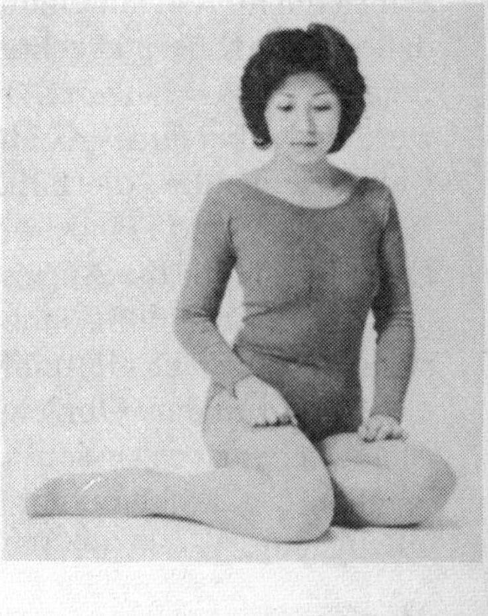

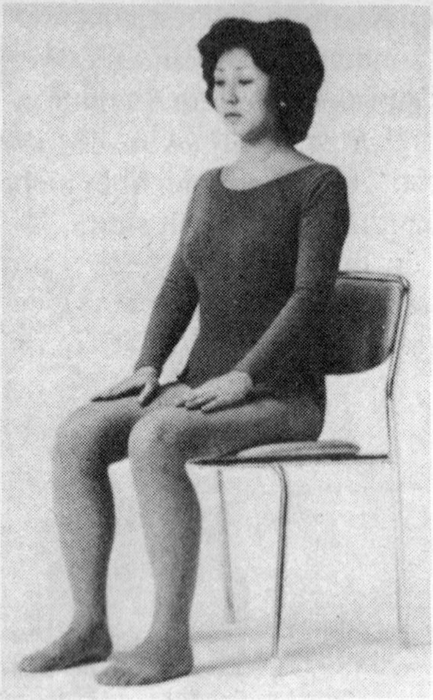

Abb. 21

Kizai – Auf einem Stuhl sitzen

Wir sitzen hierbei auf einem Stuhl, der so hoch sein muß, daß unsere Knie im rechten Winkel gebeugt sind, während wir bequem sitzen (Abb. 21). Kopf und Oberkörper werden wie bei *Fuzai* gehalten. Die Knie sind zwei Fäuste weit auseinander, die Füße ruhen fest auf dem Boden. Auch Arme und Hände werden wie bei *Fuzai* gehalten. Dasselbe gilt für die Augen. Da diese Haltung einfach ist und ohne Ermüdung lange beibehalten werden kann, stellen Alter oder Gesundheitszustand hier keinen Hinderungsgrund dar. Obgleich *Kizai* weniger wirkungsvoll ist als *Fuzai,* ist es besser, auf dem Stuhl zu üben, als sich tagelang mit der knienden Haltung abzuquälen und dann aufzugeben.

Die liegende Haltung

Von dieser Haltung gibt es drei Formen: *Gyoga* (auf dem Rücken liegen, Abb. 22), *Ohga* (auf der Seite liegen, Abb. 23) und *Fuga* (auf dem Gesicht liegen, Abb. 24).

Gyoga – Auf dem Rücken liegen
Legen Sie sich auf ein nicht federndes Bett oder eine weiche Matte auf dem Boden, den Kopf leicht erhöht. Wenn

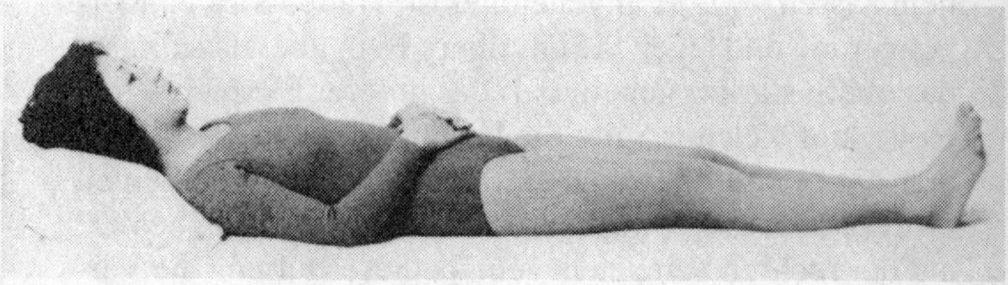

Abb. 22

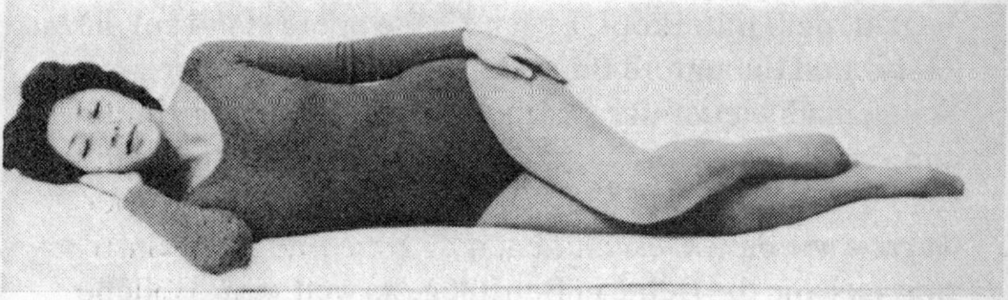

Abb. 23

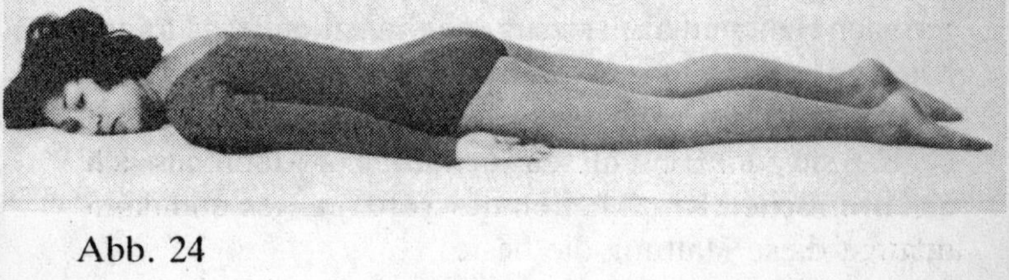

Abb. 24

es zu kalt ist, können sie sich mit einer Decke zudecken. Die aneinanderliegenden Beine werden ausgestreckt, die Zehen weisen nach oben. Legen Sie die Hände auf den Unterbauch, die Daumen auf den Nabel. Schließen Sie die Augen halb und schauen Sie auf ihre Nasenspitze. Sie können auch, in die gleiche Richtung schauend, Ihren Blick auf einen Punkt an der Decke richten.

Ohga – Auf der Seite liegen
Bei dieser Haltung kann der Kopf flach liegen oder auf einem Kissen – wie es angenehmer ist. Halten Sie den Körper gerade und legen Sie das obere Bein über das untere, das obere stärker gebeugt als das untere. Es spielt keine Rolle, auf welcher Seite Sie liegen. Wer Herzbeschwerden hat, sollte allerdings darauf achten, daß er keinen Druck auf das Herz ausübt. Nach dem Essen ist es besser, auf der rechten Seite zu liegen, da diese Haltung die Verdauungsfunktionen unterstützt. Wenn Sie ein Kissen benutzen, dann legen Sie es so, daß Ihr Gesicht etwas tiefer liegt als der Hinterkopf. Legen Sie die obere Hand auf die Hüfte und die untere unter den Kopf. Für den Blick gilt sinngemäß wieder das gleiche wie bei den anderen Haltungen.

Fuga – auf dem Gesicht liegen
Spreizen Sie die Beine in Bauchlage so weit, daß die Füße etwa 20 Zentimeter voneinander entfernt sind. Die Arme strecken Sie am Körper entlang aus. Das Gesicht können Sie nach Belieben nach rechts oder links wenden. Für den Blick gilt die übliche Anweisung. Die Bauchlage ist für kranke und schwache Menschen geeignet. Ihr Nachteil ist, daß sie zum Einschlafen verführt. Für Menschen, die an chronischen Krankheiten des Verdauungssystems leiden, ist diese Haltung die beste.

9. Sieben vorbereitende Übungen für die Atemtherapie

Das alltägliche Leben des durchschnittlichen Japaners bietet durch relativ viel Handarbeit und die vielen Verrichtungen, bei denen man kniet oder mit verschränkten Beinen sitzt, mehr Gelegenheit zu spontaner Schulung des Atems als das Leben westlicher Menschen. An die Bauchatmung sind wir Japaner von Kindheit an gewöhnt und müssen keine besonderen Haltungen einnehmen oder Übungen ausführen, um sie uns anzugewöhnen. Westler brauchen da schon einen festen Willen und Beharrlichkeit, um die hier vorgestellten Atemübungen zu meistern. Ich habe die überlieferten Atemtechniken des Ostens auf die Bedürfnisse dieser Menschen hin bearbeitet, so daß Sie den jetzt folgenden Anweisungen für die vorbereitenden Übungen leicht folgen können. Bevor Sie anfangen, sollten Sie sich noch einmal schneuzen und die Toilette aufsuchen.

Vorbereitungsübung 1

Legen Sie sich – ohne Kopfkissen – auf den Rücken. Legen Sie die linke Hand auf die Brustmitte und die rechte auf den Unterbauch, wobei der Daumen direkt unter dem Nabel liegt (Abb. 25). Schließen Sie den Mund und atmen Sie tief durch die Nase ein, wobei Sie mit der linken Hand auf die Brust drücken, damit sie sich nicht hebt. Dehnen Sie den Unterbauch. Lassen Sie die rechte Hand das Gefühl der sich hebenden Bauchdecke aufnehmen. (Auch die linke Hand soll den Brustkorb nicht nur in Ruhe halten, sondern alle seine Bewegungen erspüren.) Stülpen Sie die Lippen vor und atmen Sie langsam mit einem langen »Oooo« oder »Uuuu« aus. Gleichzeitig drücken Sie mit der rechten Hand auf die Magengrube. Vertauschen Sie die Hände nach zehn Wiederholungen und machen Sie die Übung in dieser Position noch zehnmal. Alle Atemzüge sollen den gleichen Rhythmus haben. Wenn Sie auch ohne die Kontrolle durch die Hände weiterhin auf die gleiche Weise atmen können, haben Sie Übung 1 bereits bewältigt.

Vorbereitungsübung 2
Legen Sie sich wie in Übung 1, diesmal aber mit so weit gebeugten Knien, daß die Fersen das Gesäß berühren (Abb. 26). Atmen Sie auf die gleiche Weise wie in Übung 1, diesmal jedoch mit 20 Wiederholungen in jeder Position der Hände.

Vorbereitungsübung 3
Legen Sie sich ohne Kopfkissen auf die Seite, die angewinkelten Beine genau übereinander. Die Hände nehmen, so gut es geht, die gleiche Position ein wie zuvor

Abb. 25

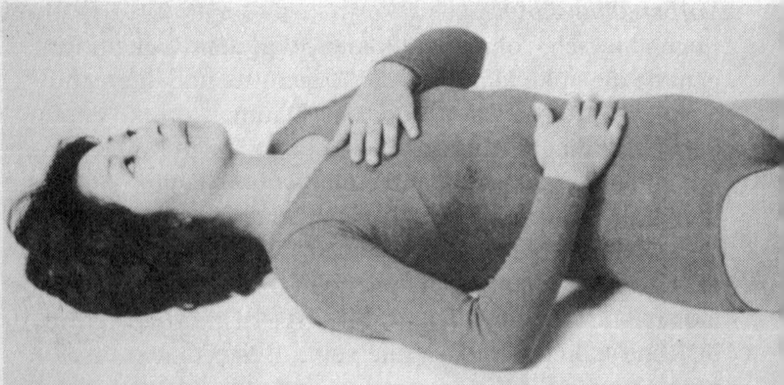

(Abb. 27). Atmen Sie zehnmal ein und aus. Legen Sie sich dann auf die andere Seite, und wiederholen Sie die Übung mit vertauschten Händen.

Vorbereitungsübung 4

Legen sie sich rücklings und ohne Kopfkissen auf eine schräge Fläche, die am Fußende 25 Zentimeter höher ist als am Kopfende. Legen Sie ein Gewicht von etwa einem Pfund auf Ihren Unterbauch, und atmen Sie fünfzigmal in der beschriebenen Weise (Abb. 28, 29). Fügen Sie alle drei Tage weitere 500 Gramm hinzu, bis sie eine Gesamt-

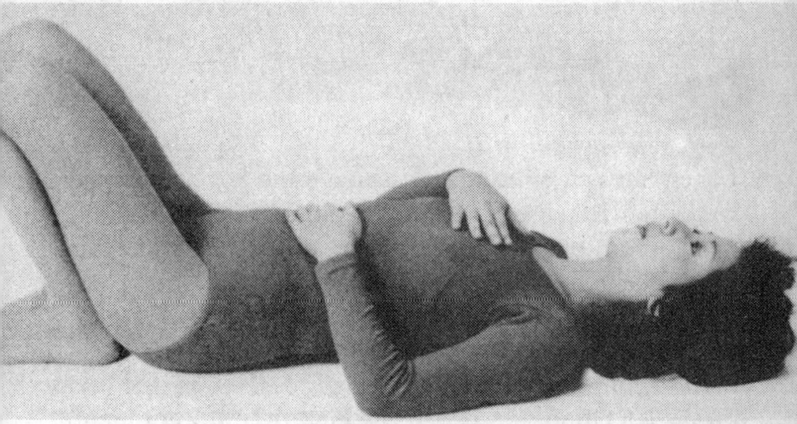

△Abb. 26 ▽Abb. 27

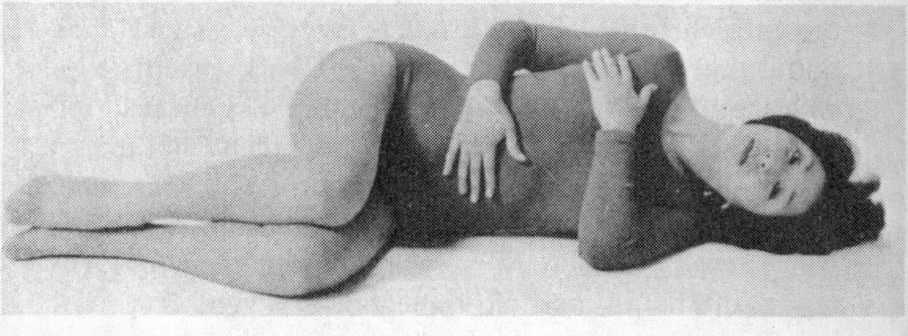

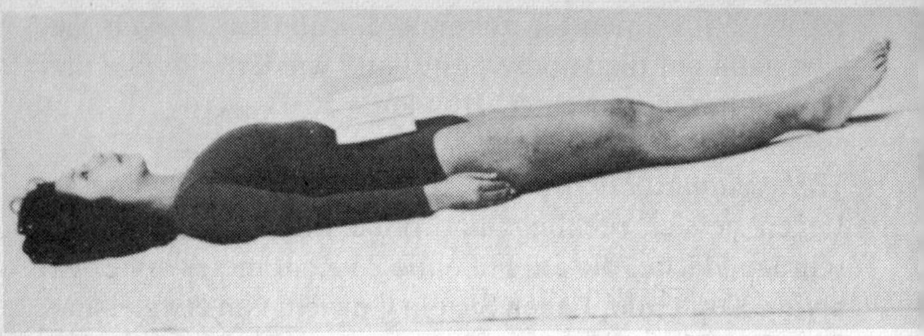

△Abb. 28 ▽Abb. 29

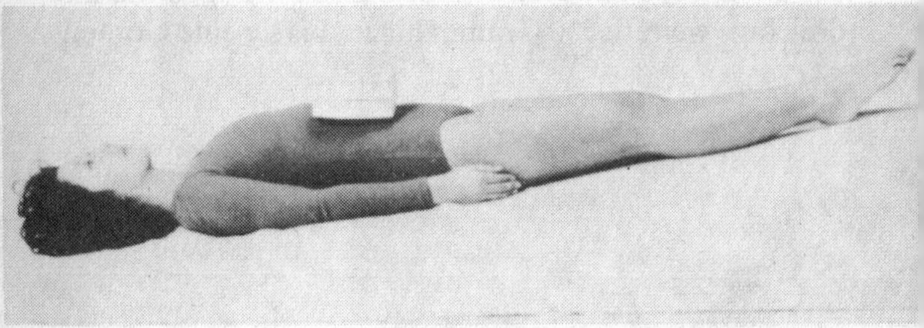

last von fünf Pfund erreicht haben. Wenn Sie sich an dieses Gewicht gewöhnt haben, können Sie die Übungszeit allmählich auf dreißig Minuten ausdehnen.

Vorbereitungsübung 5

Zu dieser Übung brauchen Sie ein etwa 30 Zentimeter breites und 180 Zentimeter langes Tuch. Winden Sie sich dieses Tuch, auf die halbe Breite gefaltet, zwischen Nabel und Brustbeinansatz um den Bauch. Überkreuzen Sie es vorn, und packen Sie es an beiden Seiten fest an (Abb. 30). Lockern Sie das Tuch bei jeder Einatmung und ziehen Sie es beim Ausatmen an (Abb. 31). Die Atemmethode ist die gleiche wie bei den vorigen Übungen. Diese Übung koordiniert drei Bewegungen: die Atmung, die Hand- und die Bauchbewegungen.

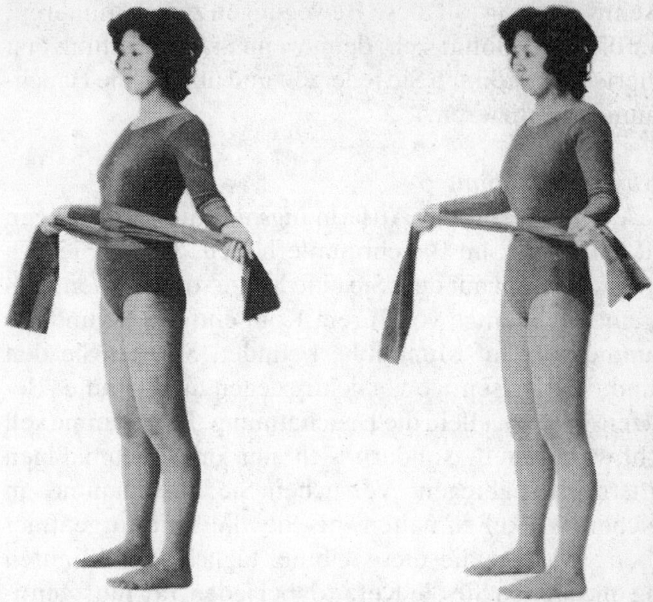

Abb. 30 Abb. 31

Wenn Sie die Übung richtig ausführen, können Sie kaum noch unterscheiden, ob die Atmung das Tuch bewegt oder Sie durch das Ziehen am Tuch die Atmung unterstützen. Wenn Sie das Stadium erreicht haben, wo alle Bewegungen eine vollkommene Einheit bilden, dann haben Sie die Fähigkeit entwickelt, ihren Atem bewußt zu steuern. Machen Sie diese Übung auf einem Stuhl sitzend, dann stehend und schließlich gehend. Jedesmal dreißig Atemzüge lang. Beim Gehen müssen Sie lernen, die Atemzüge mit den Schritten zu koordinieren. Atmen

Sie ein, während Sie den linken Fuß vorsetzen. Machen Sie beim Ausatmen drei weitere Schritte. Am Anfang ist es sehr schwierig, all diese Bewegungen zu koordinieren, aber die Mühe lohnt sich, denn wenn Sie die Technik erst beherrschen, können Sie jederzeit und überall die Bauchatmung praktizieren.

Vorbereitungsübung 6
Diese Übung soll die Ausatmungsmuskulatur kräftigen und den Druck im Bauchraum erhöhen. Setzen Sie sich vor einen Tisch, auf dem Sie eine Kerze so aufstellen, daß sie eine Handlänge von Ihrem Kopf entfernt ist und die Flamme sich auf Mundhöhe befindet. Spitzen Sie den Mund, und blasen Sie vorsichtig gegen die Flamme. Benutzen Sie dazu allein die Bauchatmung. Die Flamme soll nicht verlöschen, sondern sich nur im gleichmäßigen Luftstrom wegbiegen. Versuchen Sie, die Flamme im gleichen Winkel zu halten, bis Sie alle Luft ausgeatmet haben. Machen Sie diese Übung täglich fünf Minuten lang und stellen Sie die Kerze dabei jeden Tag fünf Zentimeter weiter weg. Schließlich sollte es Ihnen möglich sein, die Flamme auf eine Entfernung von einem Meter

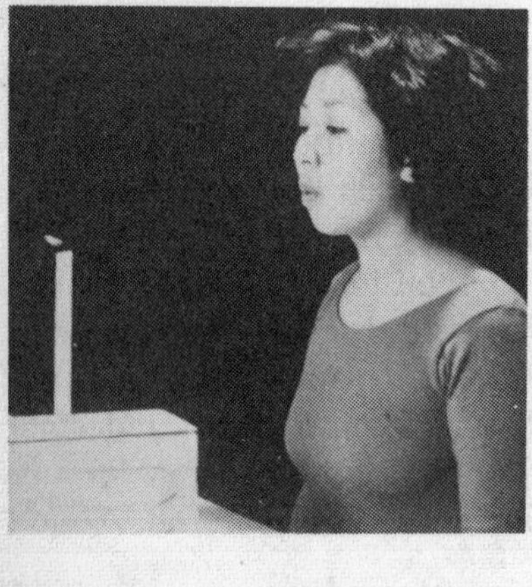

Abb. 32

zu beugen. Wenn Sie das können, probieren Sie dasselbe im Stehen aus (nicht nach vorn beugen!). Ein Papierschnitzel, den Sie an einem Faden aufhängen, tut den gleichen Dienst wie eine Kerze. Schließlich genügt es sogar, sich eine Kerze mit roter Flamme auf dem leeren Tisch vorzustellen. Regulieren Sie den Luftstrom nicht mit dem Mund, sondern mit dem konstanten Druck ihrer Bauchmuskulatur.

Vorbereitungsübung 7

Diese Übung läßt sich auf verschiedene Weisen durchführen. Wer sich zwei weithalsige 2-Liter-Flaschen, ein nach Abb. 33 gebogenes Glasrohr, ein Stück dünnen Gummischlauch und zwei auf die Flaschen passende Korkverschlüsse besorgen kann, hat mit diesen Dingen eine Möglichkeit, seinen Übungserfolg quantitativ zu messen. Die Korken erhalten je zwei Bohrungen für das Glasrohr und je ein Stück Gummischlauch (alles muß dicht schließen). In den Gummischlauch wird hineingeblasen; das Glasrohr muß in beiden Gefäßen bis kurz über den Boden hinunterreichen. Beide Flaschen werde mit je einem Liter Wasser (das man auch einfärben kann) gefüllt. Auf eine Flasche kleben wir einen Papierstreifen, auf dem wir unseren Liter Wasser in zehn gleiche Abschnitte einteilen. Bei dieser Übung sitzen wir auf einem Stuhl. Nehmen Sie den Gummischlauch in den Mund und atmen Sie aus (Bauchatmung!). Senken Sie den Wasser-

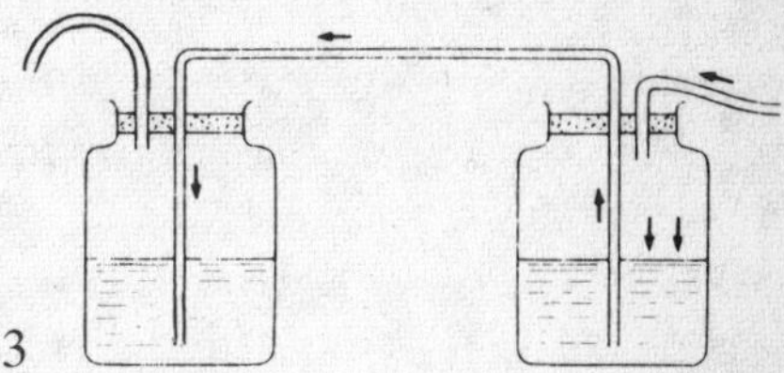

Abb. 33

spiegel bei jeder Ausatmung um eine Einheit auf dem Papierstreifen. Drücken Sie den Schlauch mit den Zähnen zu und atmen Sie durch die Nase ein. Wiederholen Sie den Vorgang fünfmal, wobei Sie jedesmal dieselbe Menge Wasser in die andere Flasche hinüberbefördern. Am zweiten Tag wiederholen Sie die Übung, nur daß Sie den Wasserspiegel diesmal um jeweils zwei Einheiten senken. Legen Sie jeden Tag einen Zentimeter zu, bis Sie schließlich mit jedem Ausatmen vier Einheiten (400 ccm) von der einen Flasche in die andere befördern können. Sie sollten jetzt mit fünfmal Ausatmen hintereinander 20 Einheiten Wasser (2 Liter) bewegen können – dabei müssen Sie natürlich abwechselnd in die beiden Flaschen blasen. Bewegen Sie den Brustkorb nicht; nur so kann Ihre Bauchatmung sich voll entwickeln. Achten Sie auch darauf, daß Sie sich bei der Übung nicht vorbeugen. Sie können anstelle dieses Versuchsaufbaus auch einfach ein Becken mit Wasser füllen, das Gesicht hineinhalten und langsam durch die gespitzten Lippen ausatmen. Oder füllen Sie ein tiefes Gefäß oder die Badewanne mit Wasser, und halten Sie einen Gummischlauch hinein, durch den Sie ausatmen. Halten Sie den Schlauch allmählich immer tiefer ins Wasser, damit der Gegendruck langsam ansteigt.

10. Spannungs- und Entspannungsübungen

Spannung und Entspannung – zwei Dinge, die für die Atemtherapie von entscheidender Bedeutung sind. Beim Atmen werden die inneren Systeme ständig gedehnt und zusammengedrückt, auch wenn keine besondere Krafteinwirkung sichtbar wird, wenn der Atem also ganz sanft und gleichmäßig fließt. Diese ständige Bewegung ist wie eine innere Massage, deren gesundheitlicher Wert schon betont wurde. Es ist daher wichtig, die Prinzipien dieses Wechselspiels von Spannung und Entspannung ganz zu verstehen.

Zuerst müssen Sie die Bedeutung der Entspannung erfassen. Viele Menschen achten nur auf Konzentration und wissen nichts von Expansion – Entspannung. Der erste Schritt der Atemtherapie besteht in der Entspannung der Muskeln.

Die Übung beginnt mit dem Ausatmen. Entspannen Sie Schultern, Arme, Hände, Füße, Bauch und alle weiteren Muskeln, bis Ihr Körper ganz frei von Spannungen ist. Danach entspannen Sie den Geist, setzen Sie ihn frei. Die Ausatmung muß langsam und weich sein, damit sich die Muskeln ihrer Schultern, Arme und Hände (in dieser Reihenfolge) entspannen können. Dadurch wird in diesen Teilen nicht nur die Durchblutung verbessert, sondern es wird auch Ermüdungserscheinungen vorgebeugt. Wer nicht erschöpft ist, ist auch nicht leicht aus der Ruhe zu bringen, sein Geist ist ruhig und fest. So ergibt sich ein geschlossener Kreis: Je besser die Atmung wird, desto mehr können sich die Muskeln entspannen, und je mehr sich die Muskeln entspannen, desto harmonischer wird die Atmung. Anders gesagt, je besser man *Ki* unter Kontrolle hat, desto mehr entspannen sich die Muskeln. Die meisten Anfänger können nicht alle Muskeln mit einem Ausatmen entspannen, also versuchen Sie nicht das Unmögliche. Atmen Sie nicht zu stark ein. Versuchen Sie nicht, mit einem Ruck oder durch Schütteln und dergleichen alles zu entspannen. Versuchen Sie vom zweiten Ausatmen an, die Muskeln langsam zu entspannen; gehen Sie vom fünften Ausatmen an ganz in die Tiefe der Entspannung. Wenn Sie diese Entspannungstechnik in sich aufgenommen haben (wenn also das Ausatmen weich und gleichmäßig geworden ist und die Entspannung sich ohne ruckartige Bewegungen einstellt), können Sie mit dem Üben des Einatmens anfangen. Hier geht es darum, beim Einatmen eine leichte Spannung aufzubauen.

Im Anfangsstadium der Atemtherapie müssen Sie durch beharrliches Üben lernen, beim Ein- und Ausatmen zwischen Spannung und Entspannung zu wechseln. Es geht darum, die Kontraktion und Expansion bei der Bauchatmung unter die Kontrolle des Willens zu bringen. Wenn Sie eine Weile geübt haben, werden Sie merken, wie Ihr Bauch sich bei jedem Atemzug langsam und rhythmisch bewegt. Wenn Sie sich dann auf diese Bewegungen konzentrieren, werden Sie deutlich den Strom des Blutes durch Ihren Körper spüren. Wir Atemtherapeuten sagen dann: »Die Freisetzung von *Ki* ist erreicht.«

11. Sammlung des Geistes

Wenn Sie mit der Atemtherapie anfangen, ist es ganz unvermeidlich, daß Sie manchmal zuviel Kraft aufwenden oder ruckartige, verkrampfte Bewegungen machen. Sammlung des Geistes ist noch schwieriger zu erreichen, – und sie wird Ihnen wahrscheinlich nicht auf einen Schlag gelingen. Zuerst müssen Sie sich innerlich so weit wie möglich entspannen und einen ruhigen Geisteszustand erreichen. Sammeln Sie dann, ohne die Ruhe zu zerstören, Ihre Aufmerksamkeit auf das *Tanden,* das Energiezentrum im Unterbauch, das etwa fünf Zentimeter unterhalb des Bauchnabels in der Körpermitte lokalisiert ist (s. Abb. 52, S. 149). Atmen Sie langsam, und lassen Sie Ihre Aufmerksamkeit nicht vom *Tanden* abschweifen. Damit sammeln Sie *Ki* im *Tanden;* das harmonisiert Herz und Blut und stabilisiert den Geist.
Eine Methode, das Bewußtsein zu sammeln, ist *Sūsokukan* (Atemzüge zählen); eine andere heißt *Mokushō-hō* (Rezitationsmethode). Damit ist die Rezitation rhythmischer und den Geist stabilisierender Verse gemeint, etwa einer Passage aus einem Sutra. Es gibt verschiedene Methoden dieser Art; ich will hier aber beschreiben, wie man Sammlung durch Ausrichtung der Aufmerksamkeit auf ein bestimmtes Objekt erreicht. Bei jeder intellektuellen Arbeit muß man die Aufmerksamkeit bewußt auf ein Objekt konzentrieren und sich durch nichts ablenken lassen. Achten Sie aber darauf, daß es bei diesen Übungen nicht so sehr um eine bemühte oder gar krampfhafte »Konzentration«, sondern eher um eine beharrliche, aber nicht angespannte »Sammlung« des Geistes geht. Ein Zen-Text sagt über diese Sammlung: »Der Ort, an

dem dein Geist ruhen (!) sollte, ist im allgemeinen die Handfläche (Sitzhaltung Abb. 12 oder 13). Bist du jedoch niedergeschlagen, so richte deine Aufmerksamkeit auf den höchsten Punkt deines Kopfes oder auf die Stelle zwischen den Augenbrauen. Schweift dein Geist ab, so richte sie auf das *Tanden,* und wenn freudige Erregung dich bewegt, auf deinen Fuß.«

Um die Sammlung zu entwickeln, muß man zuerst festlegen, worauf der Geist sich richten soll. Es kann ein beliebiger Gegenstand sein oder Ihre Bauchschmerzen, aber auch eine Idee oder irgendein Kummer. Wichtig ist nur, daß die Sammlung nicht gewaltsam erzeugt wird.

Im Zen heißt es: »Keinen Kummer zu haben ist eine Krankheit« und: »Erleuchtung erwächst aus den Zweifeln.« Wenn Ihr Geist von Kummer oder Angst bewegt ist, sollten Sie sich auf das Problem sammeln, um es positiv zu lösen. Dabei brauchen Sie dieselbe Sammlung wie beim Zählen der Atemzüge oder beim Rezitieren.

Wenn alle Aufmerksamkeit auf ein Objekt gesammelt ist, ordnet sich der Atem ganz von selbst, und wenn der Atem regelmäßig ist, bleibt der Geist fest. Richten Sie deshalb ihre Aufmerksamkeit auf das *Tanden,* damit Ihr Atem tief und ruhig wird und Sie mehr geistige Stabilität gewinnen. Ihr Geist sollte dann vollkommen klar sein. Wenn Sie diesen Zustand längere Zeit beibehalten können, werden Sie allen Kummers und aller Ängste ledig. Das ist der Punkt, an dem der Geist und *Ki* in vollkommener Harmonie eins werden. Die Auswirkungen auf die Gesundheit von Körper und Geist sind verblüffend. Wenn Sie krank sind, werden Sie schneller wieder gesund werden, gleich welcher Art die Krankheit ist.

Die zweite Stufe der Sammlung des Geistes besteht darin, die Aufmerksamkeit völlig eins werden zu lassen, ohne das bewußt anzustreben. Beim Üben der zuerst beschriebenen bewußten Sammlung, erwerben Sie nach und nach die Fähigkeit, Geist und Körper auch ohne bewußte Anstrengung in eine harmonische Einheit zu bringen. Wir nennen diesen Zustand *Sanmai* (Freude).

12. Die Sammlung auf das Tanden

Das *Tanden* ist, wie wir schon sagten, das untere Energiezentrum. Seine Lage ist nicht unumstritten. Nach einem alten Buch liegt das *Tanden* vor den Nieren, unter dem Magen, über dem *Tsubo* (Akupressurpunkt) *Kangen* (CV-4) und neun Zentimeter unterhalb des Nabels. Ein anderes altes Medizinbuch beschreibt die Lage des *Tanden* so: Über ihm liegt der Magen, unter ihm *Kangen,* hinter ihm sind die Nieren und vor ihm liegt der Nabel. Wieder ein anderes Buch sagt, das Zentrum *Tanden* sei durch folgende Kreuzungspunkte lokalisiert: den des Meridians *Okimyaku* mit einer Linie, die die *Tsubo Hyakue* (GV-20) und *Ein* (CV-1; vgl. Abb. 51, S. 145) verbindet, sowie den des Meridians *Ohmyaku* mit einem Kreis um die Taille. Zusammen bilden diese Linien ein Muster, das dem chinesischen Schriftzeichen 田 *(den)* ähnelt, wonach diese Position *»Tanden«* genannt wurde. Gegenwärtig herrscht die Ansicht vor, daß das *Tanden* vier bis fünf Zentimeter unterhalb des Nabels in der Mitte des Bauchraums liegt. Legen Sie die Hände mit abgespreizten Daumen so auf den Bauch, daß die Daumenspitzen sich auf dem Nabel und die Zeigefingerspitzen sich darunter berühren. In dem herzförmigen Bereich, den Daumen und Zeigefinger dann umschreiben, liegt das *Tanden.*

Während der Atemübungen muß alle Aufmerksamkeit auf das *Tanden* gesammelt werden, damit der Geist still wird. Wenn die Atmung stetig und rhythmisch geworden ist, können Sie die bewußte Sammlung auf das *Tanden* allmählich lösen und Ihrer Intuition überlassen. Auch wenn Sie es vielleicht nicht gleich merken, wird eine neue

Lebenskraft in Ihnen erwachen und die inneren Organe anregen und kräftigen. In der Atemtherapie nennt man das *Kennō, Kenjin;* es gilt als eine der Grundvoraussetzungen für die Heilung von Krankheiten.
Es gibt das Sprichwort: »Aufmerksamkeit schützt das *Tanden.*« Das bedeutet, daß alle ablenkenden Gedanken aus dem Bewußtsein verbannt werden sollen und man den Zustand von *Nai San Go,* die Harmonie von Spannung und Entspannung, durch die Sammlung auf einen einzigen Gegenstand suchen muß. Beginnen Sie also mit der Übung dieser Sammlung, und bringen Sie *Ki* unter Ihre Kontrolle, damit Sie es durch Ihren Körper leiten können. Versuchen Sie dann, den Zustand des »Nicht-Hörens und Nicht-Sehens« zu erreichen und aufrechtzuerhalten. In diesem Zustand sind Sie gelöst, ichlos und frei von Egoismus.
Anfangs wird es Ihnen sehr schwerfallen, diesen Zustand herzustellen. Durch beharrliches Üben werden Sie Ihre Aufmerksamkeit jedoch immer besser auf das *Tanden* sammeln können; ablenkende Gedanken verschwinden, und das Gehirn beruhigt sich. Menschen, denen diese Sammlung schwerfällt, werden ständig durch Gedanken gestört, und indem sie sich über diese Ablenkungen ärgern, wird ihre Sammlung immer noch schlechter. Sie versuchen dann, ihre Übung vom Kopf aus zu steuern, wodurch *Ki* sich ihnen immer mehr entzieht und sein beruhigender Einfluß auf das Gehirn immer weiter schwindet. Das hat mit dem Stillwerden des Geistes nichts mehr zu tun. Die Atmung kommt aus dem Rhythmus, und damit ist der positive Einfluß der Übung auf die Gesundheit zunichte gemacht.
Wie kommt es, daß die Sammlung auf das *Tanden* die Funktion der inneren Organe fördert? Im Bereich des *Tanden* befindet sich ein großes Nervengeflecht, der So-

larplexus (Sonnengeflecht). Wenn diese Nerven angeregt werden, teilt sich das den Blutgefäßen im Bauchraum mit. Sie können Stoffwechselrückstände besser absorbieren, die dann über Leber, Nieren und Darm ausgeschieden werden. Die effektive Reinigung von solchen giftigen Stoffwechselschlacken beseitigt Ermüdungserscheinungen und baut frische Energien auf. Und das gilt für den Geist in gleicher Weise. Deshalb werden Sie sich durch fortgesetztes Üben körperlich und seelisch ausgeglichen fühlen. Alle Rastlosigkeit fällt von Ihnen ab, Sie werden ruhig und unerschütterlich. Wenn es Ihnen schwerfällt, sich mit Hilfe der Atemübungen und der Ausrichtung der Aufmerksamkeit auf das *Tanden* zu sammeln, können folgende Maßnahmen vielleicht weiterhelfen:

Methode 1:
Nehmen Sie wieder das Tuch zur Hand, das Sie in der 5. Vorbereitungsübung benutzt haben. Falten Sie es wieder auf die halbe Breite und wickeln Sie es zwischen Magengrube und Nabel fest um den Bauch. Ziehen Sie dabei den Oberbauch ein. Setzen Sie sich dann mit verschränkten Beinen auf Ihr Kissen und entspannen Sie sich. Beugen Sie dann den Oberkörper nach vorn und unten, so daß Sie Nabel und Unterbauch sehen können. Dehnen Sie den Unterbauch mit der Einatmung, und streichen Sie kreisend mit einer Hand oder beiden darüber. Das Tuch, das Sie dabei benutzen, nennt man in Japan *Enjuobi* – Gürtel für langes Leben, denn diese Übung soll ein langes Leben fördern.

Methode 2:
Diesmal wickeln Sie das auf halbe Breite gefaltete Tuch zwischen Nabel und Schambein, also über dem *Tanden,* um den Bauch. Ziehen Sie den Bauch dabei ein, und bin-

den Sie einen Knoten in das fest angezogene Tuch. Nehmen Sie die kniende Haltung *(Seiza)* ein, und entspannen Sie sich. Atmen Sie durch die Nase ein, und schicken Sie die Luft bis in den Unterbauch. Halten Sie dort den Druck, während Sie ausatmen. Behalten Sie diese Atmung eine Zeitlang bei. Die Kraft in den Bauch zu lenken, ist keine Erfindung der Atemtherapie; in den Tagen des Kimono war diese Art der Atmung in Japan der Normalfall. Noch heute spielt sie beim japanischen Tanz, beim Ikebana, beim Tee-Weg, in den Kampfkünsten und anderswo eine Rolle.
Ich will dazu noch ein interessantes Experiment beschreiben. Fängt man ein Huhn, dreht es auf den Rücken und drückt ihm kurz, aber heftig auf den Bauch, dann wird es augenblicklich besinnungslos. Das funktioniert auch bei anderen kleinen Tieren. Der Druck auf das parasympathische Nervengeflecht im Bauch wirkt sich so auf Herz und Kreislauf aus, daß sich ein momentaner Schlafzustand einstellt. In der alten Zeit wußten die Menschen im Osten aus Erfahrung, daß ein Tuch, fest um den Bauch gewunden, die Kraft dort konzentriert, die Sinne auf eine andere Stufe hebt und zur Erhaltung der Gesundheit beiträgt.

Dritter Teil

Die Atemmethoden in der Praxis

13. Beispiele aus der überlieferten Atemmethodik

Allgemeines über *Ki,* die Lebenskraft

Die orientalischen Völker der Vergangenheit hatten ein Naturbild, in dem göttliche und menschliche Elemente sich mischten. In ihrem pantheistischen Weltbild sind Gottheit, Mensch und Natur eine Einheit. Für die Natur im allgemeinen wird im Osten der Ausdruck »Himmel« benutzt. Himmel meint dabei nicht nur das Firmament und alle Naturerscheinungen, sondern auch das Göttliche, das darin wohnt. Daher die vielen Zeremonien zu Ehren des »Himmels«. Obgleich der »Himmel« eine (wenn auch nicht personifizierte) Gottheit ist, gehört er doch zur Natur, und da die Natur selbst göttlichen Charakter hat, müssen die Menschen sich ihren Gesetzen unterwerfen. Das sogenannte »*Sokuten*-Prinzip« (Gehorsam gegenüber dem »Himmel«) ist daraus entstanden.
Sokuten heißt: mit den Gesetzen des Himmels in Übereinstimmung sein. Das bedeutet nicht nur, daß man alle Dinge unter der Sonne achten und pfleglich behandeln muß, sondern auch, daß man sich nach den Bewegungen der Himmelskörper, dem Wechsel der Jahreszeiten und allen anderen Naturphänomenen zu richten hat.
Unterordnung unter die Gesetze der Natur ist im Osten der schlechthinnige Ausdruck für das Leben selbst. Da das Säen und Ernten und vieles andere sich nach dem Rhythmus der Natur richtet, nehmen die Menschen die Ordnung der Natur als absolut gültig und betrachten die Natur als Gottheit. Die Menschen müssen der Natur jedoch nicht nur gehorchen, sondern auch danach trachten,

sich mit ihr zu vereinigen. Das ist die Philosophie der Vereinigung des Menschen mit dem Himmel.
Das Element, aus dem die Natur und das Göttliche besteht, ist *Ki*. *Ki* ist eine ätherische Substanz, aus der alle Dinge entstehen. Dieses Prinzip ist auch im *Nihon Shoki* dargelegt:
Anfangs gibt es den falschen Himmel. Das Universum wird in diesem falschen Himmel geboren. *Ki* wird im Universum geschaffen. *Ki* hat Gewicht. Das, was leicht und durchsichtig ist, setzt sich oben ab und wird der »Himmel«. Das Schwere und Trübe sinkt nach unten und verfestigt sich zu Erde.
Das leichte und klare *Ki* tendiert dazu, schnell zusammenzufließen, doch das schwere und trübe Ki schließt sich nur langsam zusammen. Deshalb wurde zuerst der »Himmel« geschaffen und dann die Erde.
Ki im »Himmel« wird *Yōki,* und *Ki* auf der Erde wird *Yinki.* Die reinen Formen dieser beiden *Ki* bilden die vier Jahreszeiten, und das *Ki,* das daraus entspringt, formt die Myriaden Dinge der Schöpfung.
Wo nur *Yōki* zusammenkommt, entsteht Feuer. Das reine Feuer wird die Sonne. Wo nur *Yinki* zusammenkommt, da wird es zu Wasser. Reines Wasser wird der Mond. Aus dem *Ki,* das von Sonne und Mond überströmt, entstehen die Sterne. So ist *Ki* eine ätherische Substanz, die nicht nur Himmel, Erde, Sonne, Mond und die Sterne bildet, sondern alle geschaffenen Dinge. Zugleich ist es auch das Grundelement von Geist und Körper des Menschen.
Menschen nehmen das *Ki* des Himmels und der Erde mit der Atmung auf. Beim Atmen ernähren wir Körper und Geist, indem wir *Ki* aufnehmen. *Ki* ist in gewissem Zusammenhang sogar gleichbedeutend mit Atem. *Ki* ist also sozusagen die Lebenskraft selbst.

Aus dem *Ki,* das sich durch die Atmung im Körper anreichert, werden Geist und Körper aufgebaut. Daß *Ki* ein Grundelement von Geist und Seele ist, zeigt sich schon an Ausdrücken wie *Kishō* (Temperament), *Kiryoku* (Vitalität), *Yūki* (Mut), *Kirin* (angeborene Neigung) und *Kihaku* (Unerschrockenheit). In der alten Medizin des Ostens sind die inneren Organe in die fünf *Zō*-Organe und die sechs *Fu*-Organe unterteilt. Die Menschen glaubten früher, der Körper habe einen *Zō*-Teil und einen *Fu*-Teil. Diese beiden Bereiche sorgten zusammen für alle Lebensfunktionen wie Atmung, Verdauung und Blutkreislauf.

Die Atmung wurde damals unter zwei Gesichtspunkten betrachtet: Die Atemluft, also *Ki,* besteht aus »Einatmung«, die durch Nase zur Milz und von dort zu Leber und Nieren gelangt, und aus »Ausatmung«, die vom Herz zur Lunge und von dort aus zum Mund aufsteigt.

Wenn feste Nahrung in den Magen gelangt, wird sie durch Verdauungssäfte aus der Milz aufgeschlossen, und die wirksamen Bestandteile werden in das »*Ki* der fünf Geschmacksrichtungen« umgewandelt. Dieses *Ki* wird in der Milz gesammelt und mit Wasser vermischt. Auf diese Weise wird es zu Blut.

Wenn jetzt der Atem durch die Milz strömt, drückt er das Blut heraus in die Adern, wo es bei jedem Atemzug um 3 *Sun* (ca. 9 Zentimeter) weiterbefördert wird. In dieser Betrachtungsweise bilden Atmung und Blutkreislauf ein ineinandergreifendes System.

Atemtechniken der Einsiedler-Asketen

Beispiel 1

Alle Dinge im Universum leben durch das *Ki.* Wer das *Ki,* das er mit der Luft einatmet, gut durch seinen Körper leitet, kann ihn so mit *Ki* anfüllen, daß alle Teile gut versorgt sind. Die meisten Menschen kümmern sich allerdings wenig um *Ki.* Sie atmen einfach nur Luft ein und aus, weil sie den Wert von *Ki* nicht kennen.

Wie können wir so atmen, daß wir *Ki* in den Körper aufnehmen? Um den Körper gesund und kräftig zu machen, kommt es vor allem darauf an, alte Luft auszuatmen und frische einzuatmen. Wenn das *Ki* im Körper schwach wird, kann es den Mangel nicht selbst ausgleichen, und man muß zusätzlich Medizin nehmen. Ein Mangel an *Ki* kann verantwortlich sein für einen Hustenanfall oder Atemnot nach einem schnellen und anstrengenden Lauf. Blutmangel kann eine Ursache für Blässe, trockene oder schlaffe Haut oder einen schwachen Puls sein. Wenn es an *Ki* und an Blut mangelt, werden sich nicht nur körperliche Schwächen, sondern auch seelische Störungen einstellen. In diesem Zustand wird ein Mensch das Leben aus eigenen Kräften nicht mehr erhalten können, sondern zur Medizin greifen müssen.

Wenn *Ki* tief in den Körper aufgenommen und gut verwertet wird, können einem Menschen übernatürliche Kräfte zuwachsen, denn *Ki* ist die Energie, die das Leben trägt. *Ki* heilt Krankheiten, macht den Körper widerstandsfähig, stillt Blutungen, baut einen starken Geist, der mit Furcht fertig wird, und einen starken Körper, der Durst und Hunger widersteht.

Das Geheimnis all dieser Kräfte liegt in *Taisoku,* dem »Atem des Ungeborenen«; damit nahmen die Einsiedler-Asketen *Ki* in sich auf, indem sie langsam durch die Nase

einatmeten. Nach dem Einatmen muß man bei dieser Technik *Ki* im Körper festhalten. Dazu zählt man innerlich bis 120 und atmet dann langsam durch den Mund aus. Bei dieser Methode muß man einen Zustand vollkommener innerer Stille erlangen und sich ganz darauf konzentrieren, bei der Aufnahme von *Ki* keinerlei Geräusche zu machen. Man muß beim Einatmen so viel *Ki* wie möglich aufnehmen und beim Ausatmen so viel wie möglich davon zurückbehalten.
Bei dieser Atemtechnik kann man eine Daunenfeder zwischen Nase und Mund halten und versuchen, so zu atmen, daß sie sich nicht bewegt. Man muß diese Methode so weit verfeinern, daß man zwischen Einatmen und Ausatmen schließlich bis tausend zählen kann. Wer die Methode so weit beherrscht, verjüngt sich damit Tag für Tag, und selbst eine alter Mann kann nach ein paar Monaten wieder so frisch sein wie ein Mann in seinen besten Jahren. *Taisoku* sollte man nur in der Zeit praktizieren, die *Seiki* genannt wird, das ist die Zeit zwischen Mitternacht und Mittag.

Beispiel 2
Einst traf ein Mann einen Weisen, der aussah, als sei er etwa fünfzig Jahre alt. Er hatte einen edlen, klaren Geist, der ihn von anderen Menschen unterschied. Der Mann befragte ihn über sein Alter. Der Weise nannte sich einen alten Mann. Wie er denn so weise geworden sei, fragte der andere ihn bescheiden und voller Achtung. Als Antwort unterwies ihn der Alte in *Fukkihō,* der »Methode zur Aufnahme von *Ki*«: »Willst du dem Geheimnis des langen Lebens auf die Spur kommen, so lege dich auf die rechte Seite. Lege dich mit dem Kopf nach Süden, so daß dein Gesicht nach Osten schaut, und zieh die Beine an. Schließe die Hände zu Fäusten, so daß die Daumen von

den Fingern umschlossen sind.* Die Zunge soll den Gaumen berühren, damit das *Ki* im Körper gehalten wird. Du mußt das *Ki* herunterschlucken. Schlucke es siebenmal und atme dann einmal aus.

Danach kaue das *Ki* siebenmal, vierzehnmal und dann einundzwanzigmal und atme einmal aus. Laß die Atmung normal werden und übe dann wieder – vierzigmal, aber ohne Anspannung. Das ist wichtig: das *Ki* nicht verkrampft kauen, sondern ganz locker. Atme auch ganz langsam und still mit geschürzten Lippen durch den Mund aus.

Wenn du diese Atemtechnik fehlerlos beherrschst, dann lege dich auf den Rücken und zieh die Knie an, um das *Ki* im Bauch festzuhalten. Balle die Hände zur Faust und lege sie vierzehnmal oder einundzwanzigmal seitlich und leicht unterhalb des Nabels auf deinen Bauch. Wenn du das tust, wird dein Körper sich mit *Ki* füllen. Atme einmal langsam aus. Jetzt laß deinen Atem wieder ganz normal werden und beginne die Übung dann von neuem. So wird deine Übung am wirkungsvollsten sein.

Danach hole einmal tief und schnell Atem und versuche *Ki* im Körper zu halten, indem du es vierzehn- oder einundzwanzigmal kaust, bevor du wieder ausatmest. Danach streichle deinen Bauch, um deinen ganzen Körper wieder ins Gleichgewicht zu bringen, bevor du eine Pause machst. Du wirst mächtig zu schwitzen beginnen, und dein ganzer Körper ist warm – das heißt, du bist jetzt ganz mit *Ki* angefüllt.

Wenn man diese Methode zehn Jahre lang unermüdlich übt, so wird ein alternder Körper wieder frisch wie ein junger, und dein Geist wird klar, so daß auch du ein Weiser werden kannst.«

* Dies ist eine Haltung, die der des Fötus im Mutterleib entspricht.

Beispiel 3
Ein gesunder Mensch lebt ein vernünftiges, maßvolles Leben, ohne sich dessen besonders bewußt zu sein. Wer jedoch eine bewußte und weitergehende Askese üben möchte, der tut gut daran, seinen Körper durch immer bewußteren und feinfühligeren Umgang mit *Ki* vorzubereiten. Hier eine kurze Anleitung zu einer von den alten Einsiedler-Asketen entwickelten Methode:
Legen Sie sich jeden Tag zu einer festgesetzten Zeit hin, und lassen Sie alle Gedanken ruhen. Atmen Sie durch die Nase ein und durch den Mund wieder aus, und zwar so, daß beim Atmen keinerlei Geräusch zu hören ist. Ballen Sie die Hände zur Faust. Legen Sie die Daumen in Ihre Handflächen und schließen Sie Zeige-, Mittel-, Ring- und den kleinen Finger in dieser Reihenfolge darum. Atmen Sie ein, halten Sie den Atem an, und schicken Sie ihn durch den ganzen Körper (aber ohne Anspannung, bis Ihre Fußsohlen zu schwitzen beginnen. Dann atmen Sie still durch den Mund aus.
Geben Sie sich nicht mit einem Mal zufrieden. Sie müssen dies über einhundertmal am Tag üben, wenn Sie einen spürbaren Erfolg erzielen wollen. Sobald Ihnen heiß wird oder Sie zu sehr schwitzen, atmen Sie langsam mit geschürzten Lippen durch den Mund aus.
Wenn Sie diese Methode viele Tausend Male angewendet haben, wird Ihr Körper ohne die Hilfe von Medizin gesund und stark sein. Ein Schluck Alkohol morgens und abends potenziert den Effekt der Übung.
Wenn Sie unter Verdauungsschwäche leiden, trinken Sie morgens nach dem Aufwachen ein Glas handwarmes Wasser. Das reinigt Magen und Darm und ebnet den Weg für *Ki*. Man kann sich zu dieser Atemübung auch bequem auf einen Stuhl setzen. Öffnen Sie den Gürtel und lösen Sie Ihre Kleidung dort, wo sie beengend wirkt.

Schließen Sie die Augen. Legen Sie die Zunge an den vorderen Gaumen, und atmen Sie langsam.
Anfangs ist Ihre Atmung so laut, daß eine andere Person in Ihrer Nähe sie hören würde. Nach etwa fünfzehn Atemzügen wird Ihre Atmung jedoch immer feiner und leiser. Wenn Sie jetzt Schmerzen oder Juckreiz empfinden, dann liegt das daran, daß die Atmung alles Störende aus Ihnen entfernt.
Wenn Sie vom ersten lauten Atemzug an siebzigmal geatmet haben, müssen Sie wieder mit dem ersten lauten Atemzug anfangen, und das Ganze oftmals wiederholen.
In der alten Zeit fragte ein Arzt einen Weisen, weshalb der Atem nicht laut und rauh sein dürfe, und weshalb man zum lauten Atem zurückkehren solle, nachdem man ihn mit viel Mühe verfeinert hat.
Der Weise antwortete, der richtige Atem sei der »Atem des Ungeborenen« (s. Beispiel 1), doch wollte man einen Neuling von Anfang an in diese Atemtechnik einweisen, so könnte er glauben, je weniger er atme, desto besser sei es, und er würde so untätig, als wäre er krank. Deswegen sei es am besten, ihn mit dem lauten und rauhen Atem anfangen zu lassen, und ihn nach einer Zeit der Verfeinerung auch immer wieder dazu zurückkehren zu lassen.
Erst wer diese Art der Atmung beherrscht, sollte versuchen, die Technik des »Atems des Ungeborenen« zu praktizieren.

Beispiel 4

Wenn die Atmung immer leiser wird und schließlich sehr viel länger und feiner ist als die normale Atmung, werden die fünf *Zō*-Organe (Lunge, Herz, Milz, Leber, Niere) stets gesund sein und richtig arbeiten. Und wenn die *Zō*-Organe in Ordnung sind, kann *Ki* immer besser im Körper wirksam werden, und Krankheiten haben keine

Chance mehr. Was Sie essen und trinken, schmeckt Ihnen gut, Sie hören und sehen besser, und die Entwicklung Ihres Bewußtseins schreitet voran. Sie fühlen sich leicht und energiegeladen und haben einen festen Willen. Jeder Mensch sollte lange leben. Die Frage ist nur, wie findet man einen praktischen Weg dahin?

Die Zeit zwischen Mitternacht und Mittag wird *Seiki* genannt, die Zeit zwischen Mittag und Mitternacht heißt *Shiki*. Gemäß der Philosophie des Ostens atmet das Universum genauso wie der Mensch, nur viel langsamer. Auch das Universum atmet altes, verbrauchtes *Ki* aus und nimmt mit dem Einatmen frisches auf. Das Universum atmet einmal am Tag ein, nämlich in der *Seiki*-Zeit, und einmal aus, und zwar in der *Shiki*-Zeit. In der *Seiki*-Zeit ist das Universum erfüllt mit frischem *Ki,* und deshalb sollen alle Lebewesen in dieser Zeit so viel wie möglich atmen. In der *Shiki*-Zeit kann übermäßiges Atmen nur schaden, denn in dieser Zeit ist das Universum erfüllt von ausgeatmetem, totem *Ki*. Atemtechniken, mit denen man die Aufnahme von *Ki* fördern will, darf man also nur während der *Seiki*-Zeit machen, denn nur dann ist die Luft von Lebensgeistern erfüllt. Um die *Seiki*-Energie in sich aufzunehmen, legt man sich auf den Rücken, schließt die Augen und ballt die Hände mit eingeschlagenen Daumen zu Fäusten. Man atmet ein, zählt innerlich bis 200 und atmet aus. Wenn man das jeden Tag tut und dabei immer etwas weiter zählt, wächst die Widerstandskraft gegen körperliche und seelische Störungen.

Wenn Sie bis 250 zählen können, werden Herz, Gehirn und Bauch stets mit *Ki* gefüllt sein. Wenn Sie es schließlich erreicht haben, daß Sie bis 300 zählen können, werden Ihr Geist und Ihre Augen klar sein und Ihr Körper frei von allen Krankheiten. Man sagt, wer so weit ist, der lebt so lange, wie er will.

14. Grundzüge der Atemtherapie

Die hier dargestellte Atemtherapie wurzelt in der Praxis des Yoga und in jener einzigartigen fernöstlichen Philosophie, in der Buddhismus, Konfuzianismus, Taoismus und Shintoismus zusammengeflossen sind. In den vergangenen fünfzehn Jahren habe ich sämtliche Übungsmuster der wissenschaftlichen Atemtherapie eingehend untersucht. Damit besitze ich eine feste Grundlage, auf der ich über die Wirksamkeit der Therapie Aussagen machen kann.

Bei einer solchen Untersuchungsreihe nahmen drei Studenten, eine Hausfrau, eine ledige Frau und ich als Versuchspersonen teil. Als Vergleichsgruppe stellten sich fünf Zenmönche der Soto-Schule zur Verfügung. Bei der Erprobung der neun in dieser Therapie angewendeten Atemtechniken wurden neun Grundgrößen der Atmung erfaßt, um quantitative Aussagen über die Reaktionen auf diese Atemübungen machen zu können. Gemessen wurden: Atemfrequenz, Atemzugvolumen, Atem-Minutenvolumen, Sauerstoffaufnahme, Kohlendioxidabgabe, Respirationsquotient (der Quotient aus Kohlendioxidabgabe und Sauerstoffaufnahme), Spannungszustand der Bauchmuskeln, Elektroenzephalogramm (EEG) und Elektrokardiogramm (EKG). Die Ergebnisse sind bei den Beschreibungen der einzelnen Atemtechniken am Schluß des jeweiligen Abschnitts angeführt.

Die Bedeutung des Tiefatmens

Die meisten Menschen nehmen an, daß das Atmen unbewußt geschieht. Schließlich atmet man ja automatisch, selbst im Schlaf. Das stimmt zwar, man darf daraus jedoch nicht schließen, daß unsere Atmung sich stets automatisch richtig auf die gegebenen Umstände einstellt. Das sollten sich vor allem solche Menschen merken, die in städtischen Ballungszentren mit ihrer hohen Luftverschmutzung leben und dort vielleicht irgendeiner Schreibtischarbeit nachgehen. Früher lebten die Menschen im Freien. Sie liefen barfuß durch die Gegend und jagten Wild; sie ritten auf wilden Pferden, bearbeiteten Reisfelder, schlugen Holz und hatten sich oft über die Entfernung etwas zuzurufen. Damals war das ganze Leben noch Atemübung, eine Schulung von Geist und Körper.
Der moderne Mensch hat kaum noch Gelegenheit, seine Atmung auf natürliche Weise zu schulen. Für ihn ist deshalb die flache Brustkorbatmung typisch, bei der vor allem die oberen Teile der Lunge so eingesetzt werden, daß der Atemzyklus unregelmäßig wird. Daher ist ein besonderes Übungsprogramm für die Kräftigung der Lungen und Bronchien notwendig, bevor man sich an die schwierigen Übungen dieser Atemtherapie heranmacht.
Wichtig für die Kräftigung der Lungenfunktion ist vor allem eine aufrechte Haltung, zum Beispiel beim Sitzen auf einem Stuhl wie in Abb. 34. Achten Sie darauf, daß der Stuhl die richtige Höhe hat, so daß Ihre Füße fest auf dem Boden stehen und das Knie einen rechten Winkel bildet. Zwischen den Knien soll immer etwa ein bis zwei Faustbreiten Platz bleiben. Strecken Sie den Oberkörper und ziehen Sie das Kinn etwas zurück. Die Augen sind halb geschlossen, der Blick gesenkt. Bevor Sie mit irgendwel-

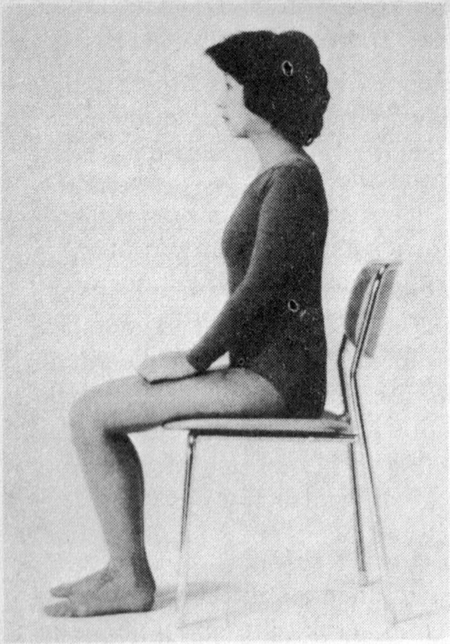

Abb. 34

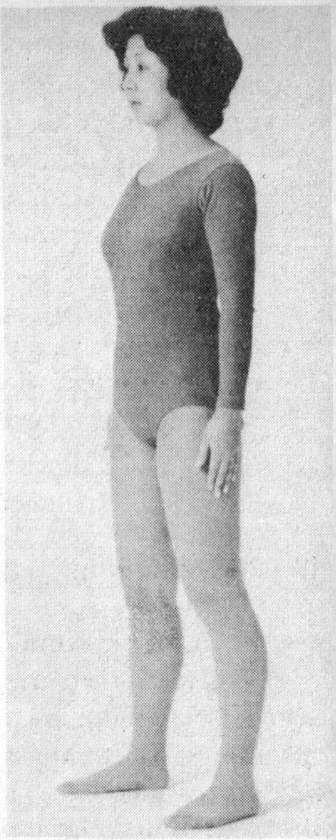

Abb. 35

chen Übungen beginnen, heben Sie die Arme seitlich auf Schulterhöhe und führen Sie die Handflächen dann in dieser Höhe langsam zur Brust. Liegen die Hände auf der Brust, dann ziehen Sie die Ellbogen nach hinten, als wollten Sie die Schulterblätter sich berühren lassen. Legen Sie dann die Hände auf die Oberschenkel.

Für das Üben im Stehen (Abb. 35) sollten Sie folgendes im Gedächtnis behalten: Die Füße stehen etwa schulterweit auseinander. Die Knie sind ganz leicht gebeugt; dadurch kann man den Körper besser ausbalancieren. Strecken Sie die Brust etwas vor, so daß die Schulterblätter leicht zueinander hingezogen werden. Die Anweisung für den Blick gilt auch hier. Entspannen Sie die Gesichtsmuskeln, und lockern Sie den Unterkiefer. Danach mit dem Atemzyklus spannen und entspannen. Beim Entspannen soll die Zunge das untere Zahnfleisch berühren. Die Lippen sind auf natürliche Weise geschlossen, die Zahnreihen liegen nicht aufeinander. Der Mund soll einfach so natürlich wie möglich gehalten werden. In solch einer Haltung sind die Übungen der Atemtherapie nicht anstrengend, weil der Atem durch Mund oder Nase von nichts blockiert wird. Je entspannter Mund und Nasenraum sind, desto leichter kann man die Übung ausführen.

Nasenatmung

Bevor wir uns mit den einzelnen Atemtechniken befassen, wollen wir uns noch die grundsätzliche Bedeutung der Nasenatmung vergegenwärtigen.
Die Nasenatmung ist nicht nur für die Nase selbst wichtig, weil sie die Nasenschleimhäute feuchthält, sondern sie wärmt die eingeatmete Luft auch an und befreit sie von Staub und Krankheitskeimen. Nasenatmung dient daher der Gesunderhaltung des Körpers.
Überdies stimuliert der rhythmisch wechselnde Luftstrom die Nasenschleimhäute, was wiederum auf das Nervensystem wirkt und zur inneren Ausgeglichenheit der Person beiträgt.

Bedeutung der verlängerten Ausatmung

Die verlängerte Ausatmung beschleunigt die Entfernung verbrauchter Gase aus dem Körper; sie reduziert zum Beispiel den Kohlendioxidgehalt des Blutes. Die Kräftigung von Zwerchfell und Atemmuskulatur ist deshalb sehr wichtig für diese Atemtechnik.

Man könnte sagen, das Entwickeln der Kräfte beginnt mit dem Atemanhalten. Woran denkt man, wenn man den Atem anhält? An Sorgen und Probleme? Die Antwort lautet: Nein, dazu hat man gar keine Zeit. Man ist völlig von dem Wunsch ausgefüllt, endlich wieder zu atmen, um dieses Gefühl des Erstickens loszuwerden. Dieses Verlangen läßt die Belange des Alltags nebensächlich werden. Solch ein Bewußtseinszustand, gepaart mit der Anregung verschiedener Nervengeflechte, schafft die Voraussetzungen für den Abbau innerer Spannungen, die für so viele Krankheiten verantwortlich sind.

Je nachdem, ob der Atem nach dem Einatmen oder Ausatmen angehalten wird, herrscht Über- oder Unterdruck in der Lunge. Beides regt die Lungenbläschen an und löst einen neuen Atemzyklus aus. Das Atemanhalten überträgt sich auch auf den Bauchraum und beeinflußt die verschiedenen inneren Organe des Körpers.

Die Beziehung zwischen der Atmung und dem Druck im Bauchraum

Wir haben schon mehrfach angesprochen, welche Wirkung die Erhöhung des Drucks im Bauchraum auf die inneren Organe und den Blutkreislauf hat. Wie kann man diese Druckerhöhung erreichen?

Wenn Sie abends im Bett liegen, strecken Sie ihre Beine ganz aus, bevor Sie einschlafen. Entspannen und sammeln Sie sich. Atmen Sie tief durch die Nase ein, halten Sie die Luft ein wenig an, und drücken Sie sie nach unten, während Sie langsam ausatmen. Beim Einatmen zählen Sie eins, beim Ausatmen zwei. Dieses Zählen der Atemzüge ist eine sehr wirksame Methode zur Ruhigstellung des Geistes.

Durch das Zählen der Atemzüge wird ihre Aufmerksamkeit ganz auf den Atem ausgerichtet. Zählen Sie Ihre Atemzüge von eins bis vier – jeden Abend fünfhundert Runden.

Für Atemzählübungen zu anderen Tageszeiten gelten die folgenden allgemeinen Anweisungen:

1. Atmen Sie durch die Nase ein, und tun Sie so, als wollten Sie die Luft in den Unterbauch hinunterdrücken. Dehnen Sie den Bauch und spannen Sie ihn etwas an. Verschließen Sie jedoch nicht die Kehle zum Valsalva-Atemhalten. Nehmen Sie sich zum Einatmen möglichst lange Zeit.
2. Halten Sie den Atem nach dem Einatmen zwei Sekunden lang an (ohne die Kehle zu verschließen), und atmen Sie dann langsam aus.
3. Atmen Sie so langsam wie möglich vom Unterbauch her durch Oberbauch, Brust und Nase aus. Denken Sie beim Ausatmen daran, den Unterbauch ein wenig tiefer abzusenken als normalerweise, indem Sie seine Muskulatur leicht anspannen.
4. Wenn die Ausatmung beendet ist, halten Sie den Atem an und zählen langsam bis vier.
5. Wiederholen Sie die Übung. Normalerweise werden auf diese Art vier Atemzüge pro Minute durchlaufen. Führen Sie die Übung 15–30 Minuten lang aus. Sie sollten dabei auf eine Zahl von 60–100 Atemzyklen

kommen, bevor Sie ausruhen. Machen Sie es sich zur Regel, diese Übung dreimal am Tag (für je 15–30 Minuten) auszuführen.

6. Man kann bei dieser Übung stehen, auf einem Stuhl sitzen oder sich in voller Länge auf dem Boden ausstrecken. Man kann auch herumgehen oder auf dem Boden sitzen. Ist die Übung erst einmal in Fleisch und Blut übergegangen, kann man sie sogar beim Stricken oder bei der Küchenarbeit, im Büro oder beim Lesen weiterführen. Aber was Sie auch tun, denken Sie stets daran, sich geradezuhalten. Wenn Sie gehen, dann gehen Sie mit gleichmäßigem und mittelweitem Schritt. Halten Sie beim Sitzen den Kopf gerade, und lassen Sie den Blick unfokussiert schräg nach unten gerichtet ruhen. Legen Sie die Hände ineinander auf die Oberschenkel, und gebrauchen Sie sie zum Zählen der Atemzyklen, wozu Sie eine Art Rosenkranz mit einer bestimmten Anzahl von Holzperlen verwenden können. Beim Stehen sollen die Arme flach am Körper anliegen. Wenn Sie liegen, strecken Sie die Beine ganz aus, und legen Sie die Hände auf den Unterbauch. Anfänger müssen darauf achten, ob sie die Bauchmuskulatur optimal einsetzen.
7. Der Oberkörper muß bei dieser Übung entspannt sein. Die Hals-, Kopf-, Gesichts-, Schulter-, Brust- und Handmuskulatur muß ganz locker sein. Man konzentriere sich ganz auf Bauch und Lenden. Wer diese Regel nicht beherzigt, könnte plötzlich Blutandrang zum Kopf oder Schwindel erleben.

Der Unterbauch soll während der Übung unter beständigem leichtem Druck gehalten werden. Herbeigeführt wird dieser Druck durch die Arbeit von Zwerchfell, Bauch-, Lenden- und Rückenmuskulatur. Der Druck konzentriert sich mehr und mehr in der Körpermitte, zwi-

schen dem vierten und fünften Lendenwirbel und der Mittellinie des Körpers. Er ist proportional der Entspannung im Oberkörper.
Der erhöhte Druck im Bauchraum wirkt ausgleichend und harmonisierend auf die verschiedenen Nervengeflechte und Nervensysteme und erzeugt im ganzen Körper ein Gefühl von Ausgeglichenheit und Koordination. Natürlich überträgt sich all das auch auf das Gehirn, und hier besonders auf die sensorischen Bereiche. Alle Wahrnehmungsfunktionen werden aktiviert, was wiederum für das Gedächtnis von entscheidender Bedeutung ist. Zugleich wird auch das Gefühlsleben tiefer und stabiler, und die sinnvolle Koordination aller Funktionen im Körper führt zu einer Festigung des Willens. Deswegen sagt man auch, der Druck im Bauchraum sei die physiologische Basis eines gereinigten Willens.
Fassen wir das Wichtigste noch einmal zusammen: Das Ausatmen soll stets länger dauern als das Einatmen. Jeder Atemzyklus soll voll und ruhig ausschwingen. Die Druckveränderungen beim Ein- und Ausatmen sollen einem rhythmischen Muster folgen. Wo nicht anders vermerkt, soll durch die Nase geatmet werden. Denken Sie stets daran, daß der Körper gestreckt und gerade sein soll, wenn Sie Atemübungen machen – gleich ob Sie stehen, sitzen oder liegen. Während der Übungen ist der Brustkorb zu entspannen; die Kraft geht von den Lenden aus. Der Oberkörper soll sich weder nach vorn oder hinten noch zur Seite neigen.
Der Kernpunkt der Therapie ist, die Bauchmuskeln durch die Ausatmung zu kräftigen. Spannen Sie diese Muskeln mit aller Kraft an, während Sie langsam durch die Nase ausatmen. Spannen Sie dabei den After an. Die Bauchmuskeln können so zu ihrer vollen Kapazität auftrainiert werden.

15. Neun Grundtechniken für die Atmung

1. Der rhythmische Atem

Diese Methode nennt man auch Reinigungsatem. Wir beginnen damit, daß wir fünfmal durch die Nase ein- und ausatmen. Das Einatmen soll jedesmal ganz langsam und natürlich ablaufen, während das Ausatmen abwechselnd mit aller Kraft und dann wieder ganz natürlich geschehen soll. Nach einem sechsten Einatmen durch die Nase beim Ausatmen die Lippen schürzen und durch den Mund langsam, aber mit aller Kraft, so viel Luft wie möglich aus der Lunge treiben. Dann den Atem sanft anhalten und langsam bis drei zählen. Jetzt alle Muskeln entspannen, was automatisch die Einatmung einleitet; mit einem langsamen, tiefen Einatmen zum ersten Schritt zurückkehren. Für manchen mag es nützlich sein, sich die Übungsanweisungen Schritt für Schritt auf Band zu sprechen und beim Üben abzuspielen. Achten Sie beim Ausatmen darauf, daß Sie den Bauch einziehen und das Zwerchfell nach oben zu drücken versuchen. Jeder Atemzyklus soll bei dieser Methode 20–30 Sekunden dauern. Drücken Sie so viel Luft wie nur eben möglich aus der Lunge. Niemals ruckartig, sondern immer ganz stetig atmen. Sie atmen also etwa dreimal pro Minute ein und aus. Achten Sie darauf, daß Sie rhythmisch bleiben; vielleicht hilft Ihnen die Vorstellung, daß Sie Holz sägen. Es soll eine entspannende Übung sein, die Spaß macht.

Untersuchungsdaten:
Normalerweise atmet der Mensch etwa 14–17 Mal in der Minute und erreicht dabei ein Atem-Minutenvolumen

von 12–16 Litern. Jeder Atemzyklus dauert also durchschnittlich 1,5 Sekunden.
Bei dieser Art von Atmung geht es nur um den Gasaustausch in der Lunge. Es ist eine fast reine Brustkorbatmung, bei der kaum Druck auf den Bauchraum ausgeübt wird.
Die folgende Tabelle zeigt die durchschnittliche Pulsfrequenz und Alphawellenhäufigkeit (aufgezeichnet vom EEG) während und nach dieser Atemübung. Die Pulsfrequenz nahm also nach dieser Übung leicht zu, während die Alphawellentätigkeit parietal (seitlich) leicht abnahm und okzipital (am Hinterkopf) deutlich zunahm. Verglichen mit den anderen Atemtechniken steht hier die parietale Alphawellenfrequenz an vierter Stelle und die okzipitale an fünfter Stelle.

Technik 1	Puls	Alphawellenhäufigkeit	
		parietal	okzipital
Während der Übung (A)	80,0	44,89	75,67
Nach der Übung (B)	81,2	43,81	78,09
(A) – (B)	−1,2	+1,08	−2,42

In der folgenden Tabelle sind für drei Versuchspersonen bei normaler Atmung einige Grundwerte der Atmung angegeben, und zwar:
die Minuten-Respirationszyklen (MRZ), das Atem-Minutenvolumen (AMV), das Atemzug-Volumen (AZV), die Sauerstoffaufnahme pro Minute (MO_2), die Kohlendioxidabgabe pro Minute (MCO_2) und der Respirationsquotient (RQ = Kohlendioxidabgabe dividiert durch Sauerstoffaufnahme).

Vers.Pers.	MRZ	AMV (l)	AZV (l)	MO_2	MCO_2	RQ
A	14.5	16.7	1.1	0.318	0.397	1.25
B	15.0	10.3	0.68	0.200	0.260	1.30
C	17.0	24.9	1.46	0.308	0.498	1.25
Mittel	15.5	17.3	1.116	0.305	0.385	1.262

Woran Sie denken müssen:
Halten Sie sich vor allem gerade. Die Brust etwas vorwölben und das Kinn (bei aufrechtem Kopf) etwas zurückziehen. Durch die Nase atmen, wo keine anderen Anweisungen gegeben werden. Stets rhythmisch atmen. Nehmen Sie mit jedem Einatmen so viel Luft wie möglich auf, und atmen Sie so tief wie möglich aus (aber ohne sich zu überanstrengen). Üben Sie nicht länger als fünf Minuten hintereinander, aber mindestens dreimal am Tag.

2. Der verlängerte Atem

Halten Sie sich gerade, und üben Sie zunächst dreimal den eben beschriebenen rhythmischen Atem. Beim Ausatmen wieder den Bauch einziehen, um das Zwerchfell so hoch wie möglich zu heben. Halten Sie nach dem dritten Ausatmen den Atem an, und entspannen Sie sich, während Sie langsam bis drei zählen. Jetzt beginnt die Übung des verlängerten Atems. Beginnen Sie mit einem langsamen Einatmen, bei dem Sie bis drei zählen. Halten Sie den Atem an und zählen dabei bis zwei. Atmen Sie aus und zählen dabei wieder bis drei. Halten Sie den Atem an und zählen bis zwei. Beim nächsten Einatmen bis vier zählen, bis zwei den Atem anhalten, beim Ausatmen wie-

der bis vier zählen und bis zwei den Atem anhalten. Zwischen allen Atemphasen jeweils den Atem bis zwei anhalten. Verlängern Sie das Einatmen und das Ausatmen auf diese Weise Schritt für Schritt, bis Sie bei jeder Atemphase bis sieben zählen. Von da an reduzieren Sie Schritt für Schritt, bis Sie wieder bei drei angelangt sind. Wiederholen Sie dann den ganzen Ablauf viermal, so daß Sie insgesamt fünfmal von drei auf sieben verlängern und wieder bis auf drei reduzieren.
Achten Sie beim Atemanhalten darauf, daß Sie entspannt bleiben und eine natürliche Haltung beibehalten. Wenn Sie gleichmäßig zählen und unverkrampft atmen, wird jeder der fünf Durchgänge etwa eineinhalb Minuten dauern. Achten Sie aber nicht zu sehr auf die Zeit; viel wichtiger ist es, ein Gespür für Rhythmus und gleichmäßige Zählweise zu entwickeln.

Untersuchungsdaten:
Wenn es auch keine Rolle spielt, wie lange man insgesamt für eine Übung braucht, so ist es doch wichtig, daß die einzelnen Atemphasen aufeinander abgestimmt werden. Eine regelmäßige Atmung sollte fünf bis acht Atemzyklen pro Minute haben, wobei man ein Atem-Minutenvolumen von 6–10 Litern erreicht. Bei dieser Art von Atmung wird vom Bauch noch nicht sehr viel Druck ausgeübt. Es ist daher in der Hauptsache noch Brustkorbatmung.
Die folgenden Tabellen zeigen wiederum die Veränderungen in Pulsfrequenz und Alphawellenhäufigkeit und einige Meßgrößen der Atmung bei drei Versuchspersonen, gemessen während der Übung des verlängerten Atems.
Unter den neun hier vorgestellten Typen der Atmung rangiert dieser zweite bezüglich der Veränderung der Al-

phawellenhäufigkeit in der parietalen Region an erster Stelle und bezüglich der okzipitalen Region an vierter Stelle.

Technik 2	Puls	Alphawellenhäufigkeit	
		parietal	okzipital
Während der Übung (A)	83.6	49.3	81.75
Nach der Übung (B)	86.0	43.96	78.09
(A) – (B)	−2.4	+5.34	+3.66

Vers.Pers.	MRZ	AMV (l)	AZV (l)	MO_2	MCO_2	RQ
A	6.7	7.96	1.35	0.261	0.282	1.112
B	6.0	5.60	0.925	0.151	0.188	1.245
C	8.0	12.40	1.55	0.347	0.414	1.196
Mittel	6.9	8.65	1.275	0.253	0.295	1.166

Woran Sie denken müssen:
Halten Sie sich gerade, atmen Sie nur durch die Nase ein und aus, und stimmen Sie die Länge von Einatmung und Ausatmung aufeinander ab. Üben Sie nicht länger als drei bis fünf Minuten auf einmal. Die besten Ergebnisse erzielen Sie, wenn Sie dreimal am Tag üben, morgens, mittags und abends.

3. Die Siebener-Atmung

Beginnen Sie wieder mit dem rhythmischen Atem – dreimal. Atmen Sie dann so tief wie möglich aus; spannen Sie dabei die Bauchmuskeln, um das Zwerchfell möglichst weit hochzudrücken. Halten Sie den Atem an, und zählen sie langsam bis drei. Die neue Übung besteht jetzt darin, beim Einatmen von Anfang an bis sieben zu zählen und ebenso beim Ausatmen. Dazwischen, wie im vorigen Abschnitt beschrieben, jeweils den Atem anhalten und bis zwei zählen. Diesen Ablauf vierzehnmal wiederholen. Das wird ungefähr drei Minuten dauern. Sie müssen lernen, die richtige Luftmenge für dieses Zählen von eins bis sieben einzuatmen, sonst kann die Übung sehr anstrengend werden.
Diese Atemtechnik ist sehr leicht zu erlernen, und man kann sie fast überall anwenden, sogar beim Spazierengehen. Sie können zum Beispiel sieben Schritte lang einatmen, zwei Schritte lang die Luft anhalten, und dann wieder sieben Schritte lang ausatmen usw.
Sie können auch täglich auf dem Weg zur Arbeit im Bus üben, denn diese Technik verlangt keine besondere Konzentration.

Untersuchungsdaten:
Auch bei dieser Technik ist die Gesamtzeit, die man für den Übungsablauf braucht, von untergeordneter Bedeutung. Wichtig ist dagegen, daß Einatmung und Ausatmung immer dem gleichen Rhythmus folgen. Die normale Atemfrequenz liegt für diese Technik bei vier bis acht Atemzügen pro Minute; das Atem-Minutenvolumen beträgt dabei 5–8 Liter. Diese Atemtechnik erhöht den Druck im Bauchraum stärker als Typ 1 und 2. Unter unseren neun Atemtechniken steht diese an sechster

Stelle bezüglich der Kräftigung der Bauchmuskulatur. Diesen Atemtyp kann man als Mischung aus Bauch- und Brustkorbatmung betrachten.
Die Pulsfrequenz steigt durch diese Übung beträchtlich an. Hinsichtlich der Veränderung der Alphawellenhäufigkeit steht diese Technik für beide Meßorte (parietal und okzipital) an dritter Stelle.

Technik 3	Puls	Alphawellenhäufigkeit	
		parietal	okzipital
Während der Übung (A)	83.8	49.43	78.87
Nach der Übung (B)	90.0	44.72	82.32
(A) – (B)	−6.2	+4.71	+3.45

Vers.Pers.	MRZ	AMV	AZV	MO_2	MCO_2	RQ
A	4.1	6.92	1.67	0.229	0.247	1.079
B	4.1	4.30	1.05	0.126	0.159	1.262
C	4.0	8.20	2.10	0.225	0.250	1.111
Mittel	4.07	6.47	1.589	0.193	0.219	1.135

Woran Sie denken müssen:
Halten Sie sich gerade, und atmen Sie durch die Nase. Stimmen Sie Ein- und Ausatmung in ihrer Länge aufeinander ab. Sie können diese Technik üben, wo und wann Sie wollen. Sie sollten es aber mindestens zweimal am Tag (morgens und abends) auf einem Stuhl sitzend tun.

4. Die dreifache Ausatmung

Halten Sie sich gerade und beginnen Sie wieder in der schon beschriebenen Weise mit der rhythmischen Atmung. Nach dem dritten Ausatmen und dem Luftanhalten atmen Sie jetzt langsam durch die Nase ein und zählen bis drei. Sie halten auch hier wieder zwischen den einzelnen Atemphasen die Luft an und zählen bis zwei. Wenn Sie jetzt ausatmen, sollen Sie bis neun zählen, also die dreifache Zeit brauchen wie für das Einatmen. Beim nächsten Einatmen zählen Sie bis vier (ausatmen bis zwölf) und steigern so bis sieben für die Einatmung und einundzwanzig für die Ausatmung. Danach reduzieren Sie wieder Schritt für Schritt bis zurück zum Anfang: einatmen bis drei, ausatmen bis neun.
Die ganze Abfolge wird dreieinhalb bis vier Minuten dauern. Sie kommen vielleicht am Anfang nicht so ganz leicht damit zurecht, aber später werden Sie diese Übung erfrischend finden. Sie dürfen bei dieser Übung nur durch die Nase atmen. Da die Ausatmung jeweils dreimal so lang sein soll wie die Einatmung, müssen Sie erst herausfinden, mit welchen Luftmengen Sie am besten umgehen können, ohne sich zu verkrampfen oder in Atemnot zu geraten. Sollten solche Schwierigkeiten auftauchen, dann unterbrechen Sie die Übung lieber für eine Weile und atmen normal. Machen Sie einen neuen Versuch, wenn Sie sich fünf Minuten lang ausgeruht haben.

Untersuchungsdaten:
Bei dieser Atemtechnik beträgt die durchschnittliche Atemfrequenz 2,5–4 Atemzüge pro Minute. Das Atem-Minutenvolumen liegt zwischen 5,5 und 7,6 Litern. Diese Übungsweise bringt uns dem Ziel – der tiefen Bauchatmung – einen Schritt näher, denn hier wird der Druck im

Bauchraum schon spürbar erhöht. Die Pulsfrequenz wird durch diese Übung leicht erhöht. In der Veränderung der Alphawellenhäufigkeit der parietalen Region steht diese Technik an zweiter Stelle und für die okzipitale Region an erster.

Technik 4	Puls	Alphawellenhäufigkeit	
		parietal	okzipital
Während der Übung (A)	82.8	48.13	81.52
Nach der Übung (B)	84.0	57.57	84.52
(A) – (B)	−1.2	+9.44	−3.00

Vers.Pers.	MRZ	AMV	AZV	MO_2	MCO_2	RQ
A	3.23	6.49	1.92	0.227	0.205	0.893
B	3.55	4.00	1.13	0.164	0.118	0.719
C	3.00	7.50	2.50	0.236	0.225	0.952
Mittel	3.26	5.99	1.85	0.209	0.182	0.854

Woran Sie denken müssen:
Halten Sie sich gerade, und atmen Sie durch die Nase. Überanstrengen Sie sich nicht, aber machen Sie die Übung nach Möglichkeit zweimal hintereinander durch. Ruhen Sie sich danach mindestens fünf Minuten aus. Atmen Sie während dieser Ruhepause normal, und rauchen Sie nicht. Es sollten nach der Übung mindestens zehn Minuten vergehen, bis Sie wieder irgend etwas körperlich Anstrengendes tun.

5. Der Schnüffelatem

Diese Atemtechnik ist anfangs ziemlich schwierig. Fangen Sie damit erst an, wenn Sie die ersten vier Methoden richtig beherrschen.
Beginnen Sie wieder wie üblich. Wenn Sie nach dem letzten Ausatmen den Atem anhalten und bis drei gezählt haben, atmen Sie so tief wie möglich durch die Nase ein. Halten Sie den Atem an, und zählen Sie bis zwei. Ausatmen durch die Nase, und zwar in einem langen Stakkato oder gleichsam »schnüffelnd«. Wenn Sie durch die Nase nicht weiter ausatmen können, schürzen Sie die Lippen, und treiben Sie alle Luft aus der Lunge. Denken Sie daran, sich stets gerade zu halten und dabei möglichst entspannt zu bleiben. Verdrehen Sie den Körper nicht, sonst werden Sie bei dieser Übung Erstickungsgefühle bekommen. Wenn Sie ganz ausgeatmet haben, halten Sie die Luft an und zählen bis zehn. Atmen Sie danach langsam durch die Nase ein, sehr langsam und nicht ruckartig, weil sonst leicht ein Hustenanfall die Folge sein kann. Halten Sie nach dem Einatmen wieder die Luft an, und zählen Sie bis zwei. Danach wieder schnüffelnd ausatmen, so weit es durch die Nase geht, den Rest durch den Mund. Den Atem anhalten und bis fünfzehn zählen. Diesen Vorgang wiederholen und beim Atemanhalten nach dem Ausatmen jedesmal um fünf weiterzählen, bis Sie dreißig erreichen. Danach das Ganze rückläufig, bis Sie wieder bei zehn angekommen sind.
Diese Übung wird etwa dreieinhalb Minuten dauern. Sie ist verhältnismäßig schwierig zu meistern; gehen Sie also nicht zu verbissen daran, sondern bauen Sie die Übung langsam auf. Wenn Sie sie einmal beherrschen, werden Sie sich anschließend erfrischt und von neuer Vitalität erfüllt fühlen. Beim schnüffelnden Ausatmen müssen Sie

den Bauch langsam immer mehr anspannen. Bei dieser Übung müssen Sie nach dem Ausatmen verhältnismäßig lange die Luft anhalten; verschließen Sie dazu die Kehle. Wenn Sie beim Atemanhalten den Bauch entspannen, werden Sie ein Gefühl haben, als zöge es Ihnen die Kehle in die Lunge hinunter. Damit dieses Gefühl nicht zu unangenehm wird, entspannen Sie Ihren Körper sehr vorsichtig. Atmen Sie anschließend nicht zu schnell durch die Nase ein, auch wenn Sie schon zu ersticken glauben. Atmen Sie ruhig und lautlos ein, als kosteten Sie die Luft.

Sammeln Sie Ihre Aufmerksamkeit auf das Atemhalten und nach dem Ausatmen. Lassen Sie Ihren Blick auf dem Boden ruhen, und denken Sie an nichts. Haben Sie irgendeine körperliche Störung, dann sammeln Sie sich darauf. Stellen Sie sich beim Atemanhalten vor, daß diese Störung von einer starken Kraft aus Ihnen herausgesaugt wird.

Atmen Sie ganz natürlich ein, ohne dem besondere Aufmerksamkeit zu widmen. Atmen Sie aber in einem fließenden, tiefen Zug ein.

Untersuchungsdaten:

Bei dieser Atemtechnik atmet man 1,5 bis 3 mal pro Minute und erreicht ein Minutenvolumen von 3 bis 5 Litern.

Der Bauchdruck ist hier höher als bei den übrigen acht Methoden. Rechnet man jedoch alle Drücke in den verschiedenen Phasen zusammen, so kommt ein Wert nahe Null heraus, weil beim Atemanhalten, sobald man den Bauch entspannt, ein starker Unterdruck entsteht.

Der Puls liegt nach der Übung etwas höher als während der Übung. Die Alphawellenhäufigkeit steigt in der okzipitalen Region erheblich stärker an als in der parietalen

Region. Bezüglich der Veränderung in der Alphawellendichte liegt diese Atemtechnik an achter Stelle für die parietale Region und an zweiter Stelle für die okzipitale Region.

Technik 5	Puls	Alphawellenhäufigkeit	
		parietal	okzipital
Während der Übung (A)	81.7	40.62	67.54
Nach der Übung (B)	84.0	47.05	86.32
(A) – (B)	−2.3	−6.43	−18.78

Vers.Pers.	MRZ	AMV	AZV	MO_2	MCO_2	RQ
A	1.95	4.36	2.26	0.198	0.177	0.851
B	3.15	3.60	1.14	0.121	0.116	0.958
C	2.00	3.50	1.75	0.175	0.155	0.890
Mittel	2.37	3.82	1.72	0.165	0.149	0.899

Woran Sie denken müssen:
Machen Sie diese Übung nie gewaltsam, aber versuchen Sie, den ganzen Ablauf einmal am Tag durchzuspielen. Passen Sie das Übungsprogramm stets Ihrem körperlichen Zustand an. Üben Sie Typ 5 der Atemtechniken niemals in Verbindung mit Typ 4. Ruhen Sie sich nach der Übung zehn Minuten aus, und rauchen Sie mindestens eine Viertelstunde lang nicht.

6. Der Hochdruck-Atem

Diese Atemtechnik ist noch schwieriger als Typ 5. Nur wenn Sie die Methoden 1 bis 5 ganz beherrschen, dürfen Sie den Hochdruck-Atem üben.
Wenn Sie an Bluthochdruck oder Herzbeschwerden leiden, dürfen Sie sich auf keinen Fall mit dieser Übung befassen!
Halten Sie sich gerade, und versuchen Sie, entspannt zu bleiben. Atmen Sie nach den üblichen Vorbereitungsschritten langsam durch die Nase ein, und zählen Sie dabei bis vierzehn. Halten Sie den Atem an, und zählen Sie bis zwanzig. Atmen Sie langsam, aber energisch durch die Nase aus. Atmen Sie jetzt dreimal normal, um die Atmung wieder zu normalisieren. Diesen Ablauf mehrmals wiederholen; beim Atemanhalten nach dem Einatmen jeweils um fünf weiterzählen, und das Entspannungsatmen nach dem Ausatmen jeweils um einen Atemzug erweitern. Dehnen Sie die Zeit des Atemanhaltens zweimal aus, bis Sie bis dreißig zählen. Danach das Ganze wieder rückläufig bis zum Ausgangspunkt. Die Zeit des Atemanhaltens nimmt also wieder ab. Bei dieser Übung erzeugt das Luftanhalten (anders als bei der vorigen) einen Überdruck.
Der ganze Ablauf dauert etwa fünf Minuten. Auch hier ist es sehr wichtig, nicht gewaltsam vorzugehen, da sonst unangenehme Empfindungen überwiegen, besonders bei dem langen Atemanhalten. Anfangs werden Sie wahrscheinlich Schwierigkeiten haben und rasch ermüden. Lassen Sie sich dadurch nicht abschrecken, sondern üben Sie weiter. Die Anfangsschwierigkeit ist sogar ein wesentliches Element der Übung.
Sammeln Sie Ihre Aufmerksamkeit beim Atemanhalten auf einen Punkt am Boden. Haben Sie irgendwelche kör-

perlichen Störungen, so konzentrieren Sie sich darauf. Stellen Sie sich vor, daß diese Störung durch eine starke Kraft aus Ihrem Körper gepreßt wird.

Untersuchungsdaten:
Die Atemfrequenz beträgt 4,4 bis 8 Atemzüge pro Minute, das Minutenvolumen 4,5 bis 7 Liter. Von allen neun Methoden erzeugt diese den höchsten Druck im Bauchraum.
Die Pulsfrequenz ist nach der Übung merklich niedriger als während der Übung. Auch die Alphawellenrate ist nach der Übung parietal und okzipital deutlich niedriger. Bei der Veränderung in der okzipitalen Region steht diese Übung an achter Stelle, bezüglich der parietalen Region an sechster Stelle.

Technik 6	Puls	Alphawellenhäufigkeit	
		parietal	okzipital
Während der Übung (A)	87.4	39.15	71.18
Nach der Übung (B)	80.0	29.29	52.20
(A) – (B)	+7.4	+9.86	+18.98

Vers.Pers.	MRZ	AMV	AZV	MO_2	MCO_2	RQ
A	5.05	5.19	1.048	0.215	0.201	0.938
B	5.65	5.75	1.02	0.127	0.120	0.945
C	6.00	6.50	1.08	0.221	0.201	0.911
Mittel	5.57	5.81	1.049	0.187	0.174	0.931

Woran Sie denken müssen:
Wer an Herz- oder Kreislaufbeschwerden oder an Hämorrhoiden leidet, muß diese Übung auf jeden Fall meiden!
Verbinden Sie diese Übung nie mit irgendwelchen anderen Atemtechniken, da hierbei unangenehme Nebenerscheinungen auftreten können. Atmen Sie nach der Übung gut durch, um die Atemmuskulatur wieder zu entspannen.

7. Der Windmühlen-Atem

Atmen Sie durch die Nase ein (A), und lassen Sie dabei den ausgestreckten Arm sechsmal einen Kreis beschreiben (Abb. 36–38). Atmen Sie durch die Nase aus (B), und lassen Sie dabei den Arm sechsmal in der Gegenrichtung kreisen. Wenn Sie ganz ausgeatmet haben, ballen Sie rasch die Faust und strecken den Arm nach oben, wobei Sie durch die Nase einatmen (C) (Abb. 39). Halten Sie den Atem an (D), und beugen Sie den Oberkörper mit dem gestreckten Arm, bis die Knöchel den Boden berühren (Abb. 40, 41). Richten Sie danach den Oberkörper mit dem gestreckten Arm wieder auf, und atmen Sie sanft durch die Nase aus (E), während Sie den Arm rückwärts kreisen lassen und wieder in die Ausgangsstellung bringen.
Wiederholen Sie den ganzen Ablauf mit dem anderen Arm. Die einzelnen Phasen dauern etwa so lange:
Einatmen (A) – sechs Sekunden
Ausatmen (B) – sechs Sekunden
Einatmen (C) – zwei Sekunden
Luftanhalten (D) – vier Sekunden

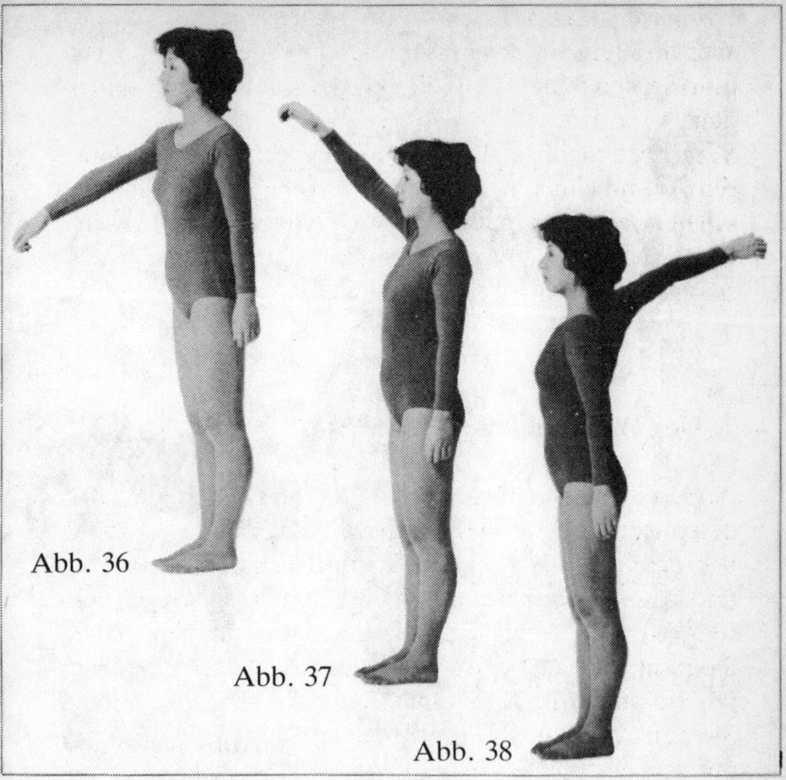

Abb. 36

Abb. 37

Abb. 38

Ausatmen (E) – acht Sekunden
Luftanhalten – vier Sekunden, bevor Sie neu beginnen.
Diese Übung dauert pro Arm etwa eine Minute. Sie ist anfangs vielleicht ein wenig verwirrend, aber Sie werden sich schnell eingewöhnen und dann keine Schwierigkeiten mehr haben. Es kommt darauf an, den Atem mit den übrigen Körperbewegungen zu koordinieren. Wenn Sie das erst beherrschen, werden Sie diese Übung mit Vergnügen machen.
Der Atem und die Bewegungen des Körpers müssen ei-

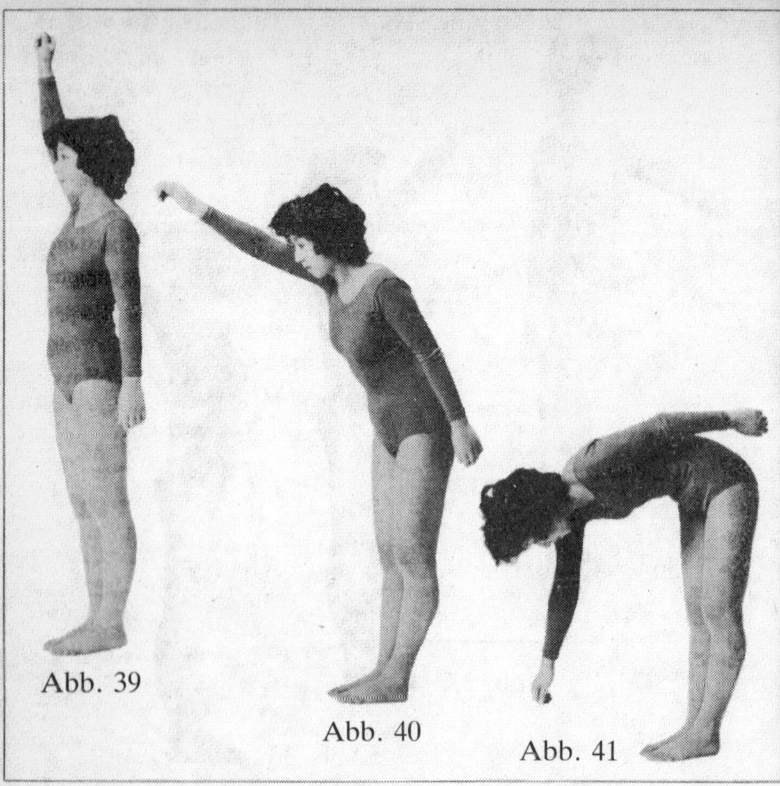

Abb. 39

Abb. 40

Abb. 41

nen einheitlichen und gleichmäßigen Bewegungsfluß bilden. Diese Übung ist aus dem alten japanischen Tanz abgeleitet. Man atmet dabei etwa viermal in der Minute und erreicht dabei ein Atem-Minutenvolumen von um die 10 Liter. Der erzeugte Bauchdruck ist relativ hoch.

Untersuchungsdaten:
Die Pulsfrequenz liegt nach der Übung erheblich niedriger als während der Übung. Die Alphawellenrate zeigt einen deutlichen Rückgang in der parietalen Region und

einen deutlichen Anstieg in der okzipitalen Region. Hinsichtlich der Veränderung in der parietalen Region steht diese Übung in siebenter Stelle, bei der okzipitalen Region an neunter.

Technik 7	Puls	Alphawellenhäufigkeit	
		parietal	okzipital
Während der Übung (A)	79.6	42.67	68.09
Nach der Übung (B)	74.0	36.11	74.12
(A) – (B)	+5.6	+6.56	−6.03

Vers.Pers.	MRZ	AMV	AZV	MO_2	MCO_2	RQ
A	3.07	7.46	2.42	0.429	0.386	0.900
B	6.20	6.50	1.05	0.300	0.240	0.840
C	4.00	10.00	2.50	0.450	0.420	0.933
Mittel	4.42	7.98	1.99	0.393	0.349	0.887

Woran Sie denken müssen:
Achten Sie darauf, daß Sie die Arme in der richtigen Reihenfolge kreisen lassen, und atmen Sie stets durch die Nase. Versuchen Sie, die Zeit für Einatmen, Ausatmen und Luftanhalten allmählich auszudehnen wie in den vorigen Übungen. Am wichtigsten ist jedoch die Koordination des Atems mit den übrigen Bewegungen.
Wenn Sie sich steif fühlen, dann lockern Sie Ihren Körper ein wenig, bevor Sie mit der Übung beginnen. Beugen und strecken Sie den Oberkörper, damit Sie den Boden erreichen, ohne die Knie zu beugen. Verkrampfen Sie die Arme beim Kreisen nicht. Alle Bewegungen sollen so weich und entspannt wie möglich sein.

8. Der Flug-Atem

Auch diese Atemtechnik kann man überall üben – stehend oder gehend. Das Geheimnis dieser Übung besteht darin, das Gewicht mehr auf den Fußballen zu halten und die Zehen ganz leicht zu krümmen.
Halten Sie sich ganz gerade. Nach der üblichen Einleitung heben Sie beide Arme nach vorn bis in Schulterhöhe und atmen dabei langsam durch die Nase ein. Die Handinnenflächen weisen nach unten, die Finger sind gestreckt (Abb. 42). Atmen Sie jetzt langsam durch die Nase aus, und entspannen Sie dabei die Hände, so daß sie herunterhängen (Abb. 43). Atmen Sie langsam durch die Nase ein, und strecken Sie Arme und Hände wieder ganz durch. Beim Ausatmen die Hände wieder hängenlassen. Das Ganze dreimal. Beim vierten Ausatmen drehen Sie die waagerecht ausgestreckten Arme mit den entspannt herunterhängenden Händen in einem weiten Kreisbogen so weit wie möglich nach hinten (Abb. 45). Atmen Sie ein, und strecken Sie Arme und Hände ganz durch (Abb. 44). Die Übung in dieser Haltung wieder dreimal durchspielen. Lassen Sie Ihre Arme dann ganz entspannt heruntersinken. Den gesamten Ablauf dreimal wiederholen. Diese Übung soll ganz weich und völlig unverkrampft ablaufen. Denken Sie an einen fliegenden Kranich, der seine mächtigen Schwingen ausbreitet.

Untersuchungsdaten:
Die Pulsfrequenz ist nach der Übung ganz leicht erhöht. Die Alphawellenhäufigkeit nimmt dagegen parietal wie okzipital deutlich zu. Hinsichtlich der Veränderung der Alphawellenhäufigkeit in der parietalen Region steht diese Atemtechnik an fünfter Stelle, für die okzipitale Region an sechster.

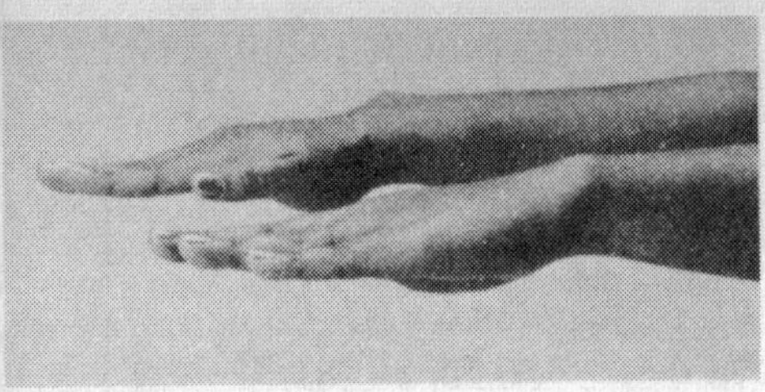

Abb. 42

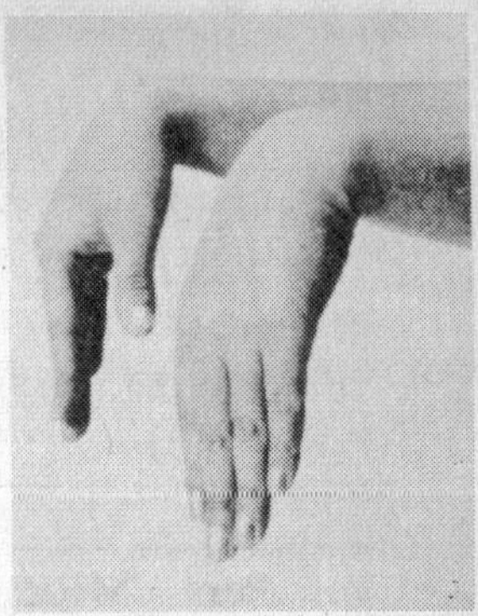

Abb. 43

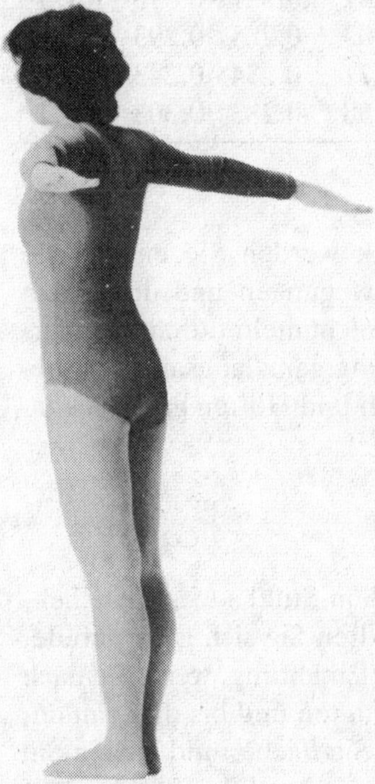

Abb. 44

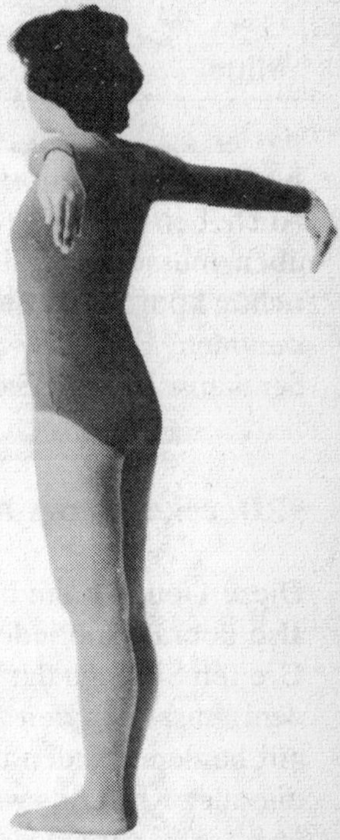

Abb. 45

Technik 8	Puls	Alphawellenhäufigkeit	
		parietal	okzipital
Während der Übung (A)	76.4	45.49	73.94
Nach der Übung (B)	78.0	56.55	81.31
(A) – (B)	−1.6	−11.06	−7.37

Vers.Pers.	MRZ	AMV	AZV	MO_2	MCO_2	RQ
A	4.87	9.77	2.01	0.331	0.373	1.127
B	8.65	8.90	1.03	0.285	0.293	1.028
C	3.50	6.00	1.71	0.234	0.243	1.038
Mittel	5.67	8.22	1.58	0.283	0.303	1.071

Woran Sie denken müssen:
Auch bei dieser Atemtechnik werden Sie eine Weile üben müssen, bis Sie die Bewegungen und den Atem richtig koordiniert haben und nicht mehr durcheinanderkommen. Führen Sie die Übung ganz langsam und fließend aus. Bleiben Sie in Knien und Hüften ganz locker.

9. Der Spannungs-Atem

Diese Übung kann man auf dem Stuhl sitzend machen, also überall und jederzeit. Halten Sie sich ganz gerade. Greifen Sie nach der üblichen Einleitung, wenn Sie nach dem Ausatmen den Atem anhalten und bis drei zählen, mit beiden Händen unter die Sitzfläche, und ziehen Sie mit aller Kraft, als wollten Sie sich und den Stuhl heben (Abb. 47). Atmen Sie durch die Nase ein und spannen Sie

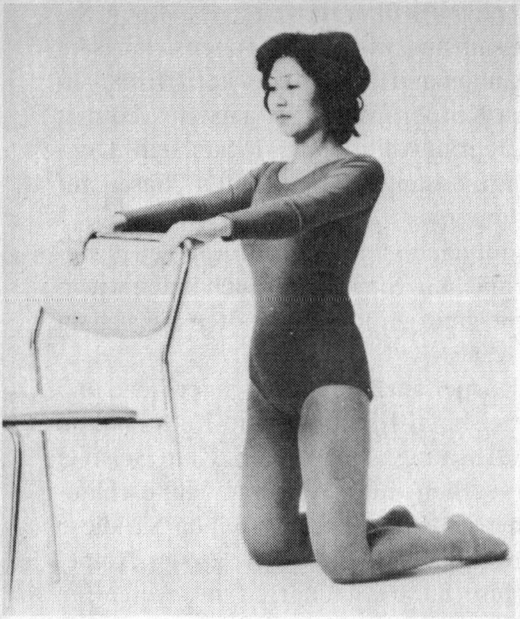

Abb. 46

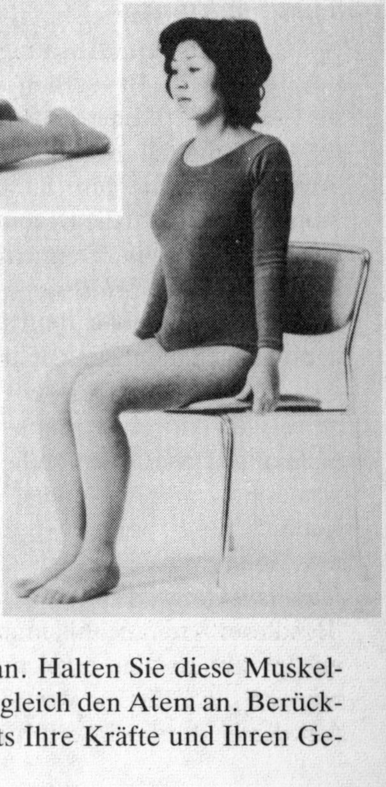

Abb. 47

Ihre Muskeln noch weiter an. Halten Sie diese Muskelspannung, und halten Sie zugleich den Atem an. Berücksichtigen Sie dabei aber stets Ihre Kräfte und Ihren Ge-

sundheitszustand: niemals überanstrengen! Atmen Sie durch die Nase langsam aus, während Sie ebenso langsam die Muskeln entspannen und den Griff lockern. Entspannen Sie den ganzen Körper. Wenn Sie ganz ausgeatmet haben, sollten Sie überall vollkommen locker sein. Denken Sie stets daran, die Länge der einzelnen Phasen auf Ihre Kräfte abzustimmen.
Solche Spannungsübungen kann man natürlich auch stehend oder liegend machen. Sie können auch knien wie in Abb. 46; bleiben Sie ganz gerade, und halten Sie sich an der Rückenlehne fest.
Sie können Ihren Körper auch einfach in jeder Lage und ohne alle Hilfsmittel beim Einatmen und Luftanhalten spannen und beim Ausatmen entspannen. Zum Beispiel während Sie im Bus stehen und sich an einer Halteschlaufe festhalten. Wenn Sie Auto fahren, können Sie diese Übung einmal durchspielen, während Sie an der Ampel warten. Umklammern Sie das Steuerrad und treten Sie mit aller Kraft auf die Bremse, während Sie einatmen und die Luft anhalten. Dann wieder entspannen und ausatmen. *Wer unter Bluthochdruck, Herzbeschwerden oder Hämorrhoiden leidet, muß diese Übung meiden!* Üben Sie jedoch auch dann ganz behutsam, wenn Sie gesund sind. Spannen Sie Ihre Muskeln nicht gleich von Anfang an maximal, und entspannen Sie sich immer wieder eine Zeitlang. Das ist notwendig, wenn Einatmung und Ausatmung in ausgewogenem Verhältnis zueinander stehen sollen.

Untersuchungsdaten:
Bei dieser Atemtechnik atmet man etwa zwei- bis viermal in der Minute und erreicht ein Atem-Minutenvolumen von 3,5 bis 5 Litern. Von allen neun Techniken entsteht bei dieser der höchste Druck im Bauchraum.

Bei dieser Atemtechnik ist es während der Übung nicht ohne weiteres möglich, die Pulsfrequenz zu messen, da der Elektrokardiograph von den Muskelströmen, die durch die Anspannung entstehen, gestört wird.
Die Alphawellenhäufigkeit steigt in der parietalen Region nur mäßig an, in der okzipitalen Region dagegen ganz beträchtlich. Im ersteren Fall steht diese Übung an letzter Stelle, im letzteren an erster. Sie wird deshalb als die wirkungsvollste von allen neun Techniken angesehen.

Technik 9	Puls	Alphawellenhäufigkeit	
		parietal	okzipital
Während der Übung (A)	nicht meßbar	33.68	49.25
Nach der Übung (B)	70.0	34.48	79.09
(A) – (B)		−0.8	−29.84

Vers.Pers.	MRZ	AMV	AZV	MO_2	MCO_2	RQ
A	2.54	4.55	1.79	0.227	0.197	0.868
B	6.65	7.00	1.05	0.293	0.273	0.932
C	1.80	3.24	1.80	0.293	0.234	0.799
Mittel	3.66	4.93	1.55	0.271	0.235	0.867

Was bei allen neun Atemtechniken zu beachten ist:

Denken Sie stets daran, daß Ausatmung und Einatmung in ausgewogenem Verhältnis zueinander stehen müssen.

Anfänger machen oft folgende typischen Fehler und begegnen folgenden typischen Schwierigkeiten:

1. Sie ermüden schnell, weil sie eine falsche Haltung einnehmen.
2. Sie atmen zu hastig durch die Nase ein und haben deshalb mit Hustenanfällen und Atemnot zu kämpfen.
3. Sie werden hektisch oder bekommen Kopfschmerzen, wenn der Atemrhythmus sich ändert und die Harmonie zwischen dem Atemrhythmus und anderen Bewegungen oder Muskelanspannungen verlorengeht. In extremen Fällen wird ihnen schlecht, oder sie müssen sich gar übergeben.
4. Sie empfinden eisige Kälte in den Fingerspitzen und an der Stirn, während sie die Atemtechniken 5 und 6 üben. (Machen Sie sich keine Sorgen darüber, sondern üben Sie weiter, nur in einer etwas sanfteren Gangart, die Ihrer körperlichen Verfassung besser entspricht.)
5. Wer an Herz- und Kreislaufkrankheiten leidet, muß die Übungen 5 und 6 auf jeden Fall meiden.
6. Sichtbare Erfolge kann man nicht schon nach ein paar Tagen des Übens erwarten. Seien Sie geduldig, und üben Sie beharrlich weiter; halten Sie sich an das hier vorgestellte Übungsprogramm und die einzelnen Anweisungen.

16. Sechs Stufen der authentischen orientalischen Atemtherapie

In unserer Zeit haben – vor allem in China und Japan – breit angelegte Forschungsvorhaben sich mit den uralten östlichen Atemtechniken auseinandergesetzt. Dabei hat sich ein sechsstufiges Übungsprogramm herauskristallisiert, das für den Gebrauch in unserer Zeit geeignet scheint. Die Stufen bilden eine aufbauende Folge: 1) Atmung durch den Bauch; 2) Die Luft durch den Oberkörper zirkulieren lassen; 3) Die Luft im Unterkörper zirkulieren lassen; 4) langsame Bauchatmung; 5) Verstärkte Tiefatmung; 6) Atmung zur Koordination von Geist und Körper. Diese Atemmethoden sind ihrer Schwierigkeit nach geordnet. Gehen Sie bitte Schritt für Schritt vor, denn wenn Sie irgendwelche Zwischenstufen auslassen, könnten Sie sehr unangenehme Überraschungen erleben.

Stufe 1 – Den Atemzyklus verlängern

Die erste Stufe beginnt damit, daß Sie Ihre natürliche Atemzeit willentlich verlängern. Nehmen Sie dazu die Haltung »Form der drei Kreise« ein (siehe Seite 55).

- Atmen Sie langsam durch den Mund aus. (Spitzen Sie dazu die Lippen.) Atmen Sie langsam und ohne Anstrengung aus.
- Legen Sie dabei die Zahnreihen ohne Druck leicht aufeinander.
- Wenn Sie ganz ausgeatmet haben, atmen Sie langsam durch die Nase ein. Der Mund wird dabei geschlossen,

die Zähne bleiben in Kontakt. Ziehen Sie die Nasengänge beim Einatmen leicht zusammen. Dadurch setzen Sie der einströmenden Luft einen leichten Gegendruck entgegen, wodurch die Zeit für die Einatmung verlängert wird.

So wird die Atemzeit allmählich verlängert, und zwar auf ganz natürliche und zwanglose Weise (und nicht durch immer längeres Zählen wie in einigen der »neun Grundtechniken für die Atmung«).

Die Reibung der Luft an den Wänden der verengten Nasengänge (beim Einatmen) überträgt sich auf das Gehirn und übt ebenso wie die vollkommene Sammlung auf die durch die Nase strömende Luft einen äußerst beruhigenden Einfluß auf die Nerven aus. Die Stufe eins sollte jedesmal etwa drei bis vier Minuten lang geübt werden. Schütteln Sie zuvor alle Spannung von sich ab; entspannen Sie die Schultern und Arme.

Führen Sie die Übung langsam und mit Bedacht aus. Da Anfänger oft Schwierigkeiten mit ihrer Körperhaltung haben, ist es wichtig, die Form der drei Kreise vorher gründlich einzuüben. Sie können auch die folgende Methode anwenden:

Stellen Sie sich mit schulterbreit gespreizten Beinen 60 bis 80 Zentimeter vor eine Wand (es kann auch ein Baum oder ein Übungspartner etc. sein). Strecken Sie die Arme, und legen Sie die Handflächen an die Wand (Abb. 48).

- Beugen Sie beim Ausatmen die Arme, bis Sie die Wand mit der Stirn berühren (Abb. 49).
- Halten Sie den Atem in dieser Stellung eine Weile an.
- Drücken Sie die Arme beim Einatmen langsam durch, bis Sie wieder gerade stehen.
- Halten Sie auch in dieser Stellung den Atem eine Weile an.

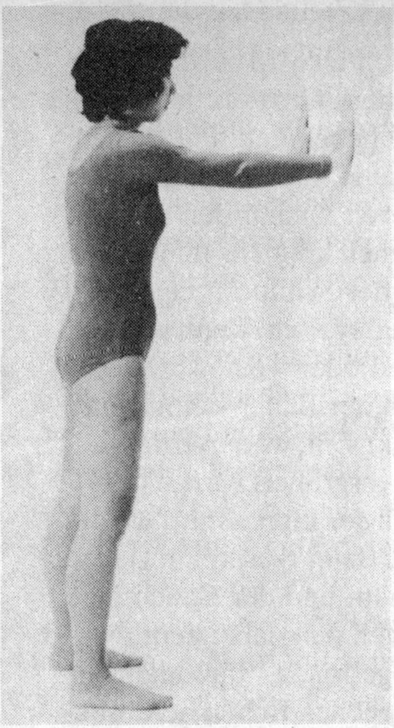

Abb. 48

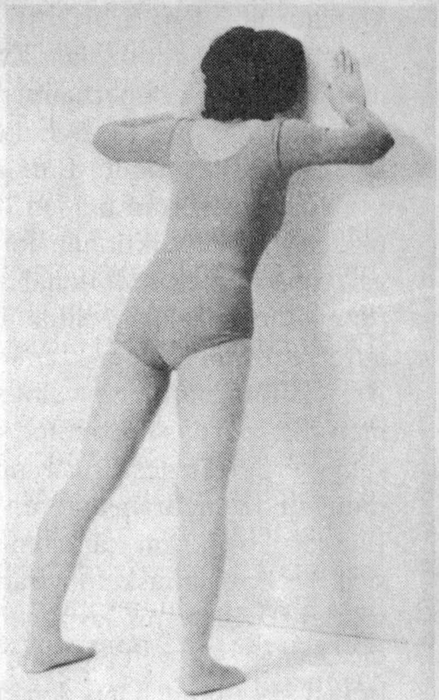

Abb. 49

Wenn Sie diese Technik beherrschen, können Sie dazu übergehen, in der Form der drei Kreise zu üben. Wenn Sie sich gerade von einer Krankheit erholen oder sich nicht wohl fühlen, sollten Sie maßvoll üben. Die zu Beginn erklärte Atemtechnik können Sie auch sitzend oder liegend üben.
Die Stufe 1 zielt vor allem darauf, die normalerweise zu schnelle und unregelmäßige Atmung (etwa 18 Atemzüge pro Minute) allmählich langsamer und gleichmäßiger zu machen. Stufe 1 soll die Atemfunktionen kräftigen, die Zellentwicklung im Körper fördern und die Grundlagen für weiterführende Atemübungen schaffen.

Wer nur mit dem Brustkorb atmet, verläßt sich auf die ganz falsche Methode. Das Zwerchfell wird bei dieser Atmung kaum oder überhaupt nicht benutzt; es dehnt sich nur die Brust, und die Schultern heben und senken sich. Die eingeatmete kalte Luft gelangt überwiegend in die Lungenspitzen (die beiden oberen Enden der Lunge), wodurch hier Infektionen entstehen können. Im übrigen ist Atmen unter Zuhilfenahme der Schultern eigentlich für eher unerfreuliche Situationen typisch: wenn wir sehr aufgeregt, müde oder krank sind oder weinen.
Bei der Bauchatmung wölbt sich der Bauch beim Einatmen vor, und das Zwerchfell senkt sich, wodurch das Fassungsvermögen des Brustraums vergrößert wird. Die Atmung findet mehr im unteren Teil der Lunge statt, wo das Lungengewebe am stärksten ist. Beim Ausatmen ziehen sich die Bauchmuskeln zusammen, und der Bauch wird wieder flach. Wenn das Zwerchfell sich dabei hebt, wird die Lunge so weit zusammengedrückt, daß die verbrauchte Luft auch aus den entlegenen Ecken herausbefördert wird. Außerdem unterstützt die Bauchatmung, wie schon gesagt, die Blutzirkulation. Das Herz pumpt zwar das arterielle Blut mit großer Kraft in die Blutbahnen, saugt aber selbst das venöse Blut nicht an. Dieses Blut wird durch die elastischen Bauchvenen und die Bewegung des Zwerchfells zum Herzen zurückgepumpt. Wenn dieser Mechanismus nicht ordentlich funktioniert, »versackt« das Blut im Bauchraum. Das Blut macht etwa ein Dreizehntel unseres Körpergewichts aus. Viele Krankheiten entstehen daraus, daß ein Teil des Blutvorrats irgendwo im Körper festliegt. Menschen, bei denen das der Fall ist, sind blaß, haben kalte Hände und Füße, ermüden leicht und leiden an Magen- und Schulterschmerzen.
Wenn der ganze Bauchraum entspannt ist, können sich

zwei Drittel unseres gesamten Blutvorrats dort aufhalten. Es entsteht ein regelrechter Blutstau. Daher ist es so notwendig, die gesamte Muskulatur dieses Bereichs zu kräftigen. Dadurch erhöht sich hier der Druck, das venöse Blut gelangt zum Herzen zurück, der Kreislauf normalisiert sich, und der Körper gewinnt wieder an Energie.
Darüber hinaus werden auch verschiedene Nervenzentren angeregt, was wiederum auf die Tätigkeit der Verdauungsorgane und auf den Blutkreislauf zurückwirkt – ein System ineinandergreifender Regelkreise, zu dessen reibungslosem Funktionieren die richtige Atmung wesentlich beiträgt.

Stufe 2 – Gegenläufige Bewegung der Bauchmuskulatur

Nehmen Sie wieder die Haltung »Form der drei Kreise« (s. S. 55) ein.
- Atmen sie zuerst langsam durch den Mund aus.
- Bringen Sie dabei die beiden Zahnreihen in leichten Kontakt.
- Atmen Sie danach wieder langsam durch die Nase ein. Schließen Sie dabei den Mund, und verengen Sie die Nasengänge etwas.
- Beim nächsten Ausatmen wird der Bauch – anders als bei allen bisherigen Übungen – vorgewölbt anstatt eingezogen.
- Nach dem vollständigen Ausatmen wieder langsam durch die Nase einatmen. Dabei wird – auch wieder entgegen den früheren Übungen – der Bauch langsam eingezogen.

Krümmen Sie beim Einatmen die Zehen, und drücken Sie mit der Zungenspitze gegen den oberen Gaumen. Im Oberkiefer endet der Meridian *Tomo,* in der Zungenspitze der Meridian *Renmo.* Wenn wir die beiden Enden miteinander in Kontakt bringen, schaffen wir eine Verbindung, durch die *Ki,* die Lebensenergie, frei fließen kann.

(Der fundamentale Unterschied zwischen der östlichen und der westlichen Medizin besteht darin, daß die westliche Medizin auf die Beseitigung von Krankheiten ausgerichtet ist und die östliche auf die Heilung des Menschen. Wo man nur die Krankheit sieht, wird der Mensch nicht in Betracht gezogen; wo es aber um den ganzen Menschen geht, sind Körper *und* Geist berücksichtigt. In der westlichen Medizin hat jede Krankheit einen speziellen Namen, und das Heilmittel ist klar definiert. Kennt man den Namen der Krankheit nicht, so kann man auch nicht behandeln. Die östliche Heilkunde fragt dagegen, welche Medizin für einen ganz bestimmten Menschen in seiner Gesamtverfassung angemessen sein könnte.

Der menschliche Körper besteht zwar aus Materie, doch die Materie steht unter der Herrschaft von *Ki,* der Lebensenergie. Krankheiten treten auf, wenn das im Körper zirkulierende *Ki* abnimmt oder schwächer wird. Wo aber genügend *Ki* vorhanden ist, haben Krankheitskeime keine Chance. Wenn wir krank sind, ist das ein Zeichen dafür, daß wir unseren Körper mit *Ki* »auftanken« müssen.)

Strecken Sie bei der Übung der Stufe 2 die Arme aus, wenn Sie ausatmen, und ziehen Sie sie wieder an, wenn Sie einatmen. Wenn Sie die Übung richtig beherrschen, sollen Sie sich dieses Ausstrecken und Einziehen nur noch vorstellen und nicht mehr wirklich ausführen.

Mit der Stufe 2 nähern wir uns einem Prinzip um einen

Abb. 50

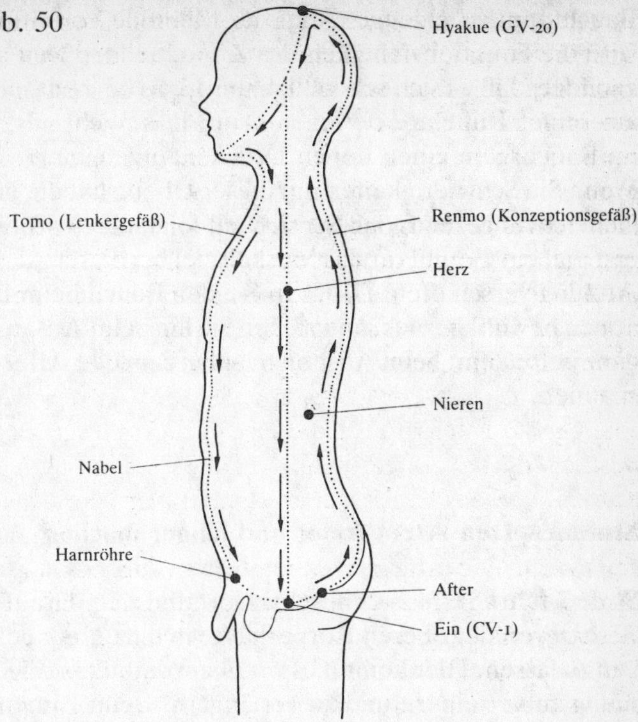

weiteren Schritt, das *Yōki* genannt wird – »reicher und starker Atem, der den ganzen Körper durchströmt«. Stufe 2, zwei Monate lang beharrlich geübt, hat einen spürbar ausgleichenden Einfluß auf das ganze Nervensystem und wirkt sich heilsam auf chronische Krankheiten jeder Art aus. Wer Stufe 2 drei Monate lang geübt hat, kann zu Stufe 3 übergehen.

Bei der Atmung von Stufe 1, wo der Bauch beim Einatmen gedehnt wird und sich beim Ausatmen einzieht, bewegt sich das Zwerchfell nur 5 Zentimeter aus seiner Ru-

helage, was nicht ausreicht, um einen starken Druck im Bauchraum zu erzeugen. Bei der Methode von Stufe 2 wird die Funktionsfähigkeit des Zwerchfells so weit ausgebildet, daß es sich schließlich um 13 bis 15 Zentimeter aus seiner Ruhelage bewegen kann. Das reicht aus, um im Bauchraum einen hohen Druck zu erzeugen.
Wenn Sie Schwierigkeiten mit dieser Übung haben, ist es vielleicht angezeigt, daß Sie sich mit folgender Vorübung erst mal ein Gefühl für das Muskelspiel bei dieser Art der Atmung verschaffen: Drücken Sie den Bauch beim Einatmen bewußt heraus, und ziehen Sie ihn beim Ausatmen ganz betont ein; beim Ausatmen außerdem den After anspannen.

Stufe 3 – Den Atem freier und länger machen

Stufe 3 führt Stufe 2 unmittelbar fort und zielt darauf ab, *Kisoku* von der oberen Körperhälfte in die untere gelangen zu lassen. Hier kommt es vor allem darauf an, die Atmung zu verfeinern und zu verlängern. Beim Einatmen berührt die Zungenspitze die untere Zahnreihe, wobei der Mund leicht geöffnet ist. *Ki* wird in den Bauch geleitet, der sich dabei dehnt. *Ki* wird zum Punkt CV-1 (s. Abb. 51) geleitet und von dort aus über die Außenseite der Beine bis hinunter zum Punkt KI-1. Anschließend wird *Ki* über die Innenseite der Beine wieder zu CV-1 geleitet. Von dort aus gelangt es durch die Wirbelsäule zum GV-20. Danach teilt sich *Ki* in zwei Ströme auf, die über beide Wangen verlaufen und sich in der Zungenspitze wieder treffen, um mit dem *Ki* in Kontakt zu treten, das mit der Atemluft einströmt.
Als Haltung wird für diese Übung die Form der drei

Abb. 51

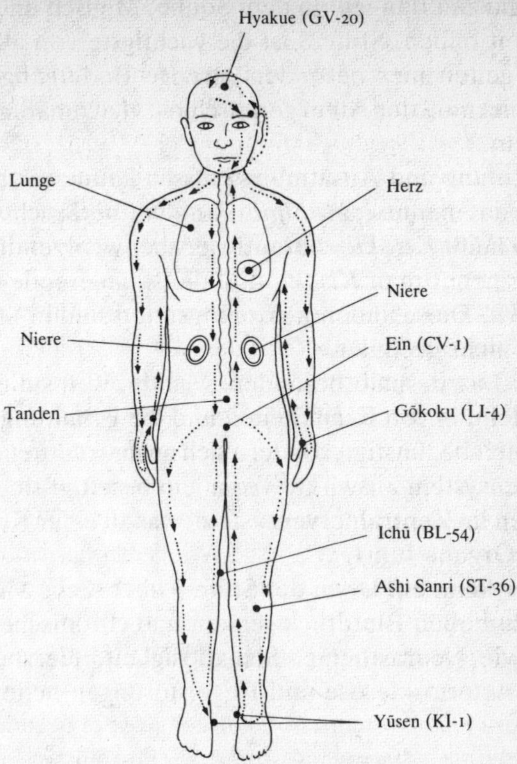

Kreise (s. S. 55) oder die Form der drei Übereinstimmungen (s. S. 59) empfohlen. Entspannen Sie sich beim Ausatmen, und lassen Sie den Körper mit dem absteigenden *Ki* etwas sinken. Versuchen Sie beim Einatmen, den Boden mit den Zehen zu greifen wie ein Baum, der sich tief verwurzelt.

Die beste Zeit für diese Übung ist der Sonnenaufgang. Wenden Sie das Gesicht mit geschlossenen Augen der Sonne zu, und bringen Sie Ihren Atem in Einklang mit dem Licht. Sammeln Sie sich ganz darauf, einen Geisteszustand zu erlangen, in dem Sonne, Mensch und *Ki* eine Einheit bilden. Stufe 3 ist die wichtigste von allen, deshalb gelten hier besonders strenge Bedingungen: zum Beispiel muß der Atem geräuschlos, gleichmäßig und stetig sein.

Einatmung und Ausatmung müssen kaum spürbar dünn sein; das nennt man *Shinsoku.* Die geräuschvolle Atmung heißt *Fusoku,* die lautlose, aber weniger dünne Atmung nennt man *Kisoku* und die stagnierende Atmung *Zesoku.* Diese anderen Atmungsarten sind in Stufe 3 jedoch nicht geeignet.

Stufe 3 ist deshalb besonders wichtig, weil sie nicht nur die Heilung von Krankheiten und die Erhaltung der Gesundheit begünstigt, sondern sich auch wohltuend auf das Nervensystem auswirkt. Vor allem beseitigt sie Blockierungen im Zentralnervensystem, was zu einer Kräftigung aller Organe führt.

Daher kann ein Üben der Stufe 3 über sechs Monate einen zu hohen Blutdruck senken und chronische Störungen wie Neurasthenie, Schlaflosigkeit, Herzbeschwerden, Arteriosklerose und Regelstörungen heilen.

Stufe 4 – Zurück zur natürlichen Atmung

Dieser Atemtyp hat Ähnlichkeit mit der in Stufe 1 vorgestellten Methode. Die Atmung soll jetzt bis zu den beiden Extremen von Spannung und Entspannung vertieft werden. Wir nennen diese Atmung »natürliche Bauchatmung«: der Bauch dehnt sich beim Einatmen und wird beim Ausatmen eingezogen.

Für das Üben von Stufe 4 ist wiederum die Form der drei Kreise (s. S. 55) oder die Form der drei Übereinstimmun-

gen (s. S. 59) angebracht. Denken Sie stets daran, nicht energischer zu üben, als es Ihr Gesundheitszustand erlaubt.
Diese Übung der normalen Bauchatmung folgt auf zwei Übungen (Stufe 2 und 3) mit umgekehrter Bauchatmung. Wer unter Kreislaufstörungen leidet, wird durch diese umgekehrten Übungen leicht überanstrengt, weshalb es nötig ist, den Atem durch die Stufe 4 immer wieder zehn Minuten lang auf den normalen Ablauf zurückzukonditionieren, um den ganzen Respirationsapparat zu entlasten und sich erholen zu lassen.
Diese Art der Atmung aktiviert die Bauchmuskulatur und vergrößert die Beweglichkeit des Zwerchfells. Die Kräftigung der Bauchmuskeln trägt wiederum zur Normalisierung der Funktion aller Verdauungsorgane bei. Diese Übung ist daher für alle wichtig, die an chronischen Beschwerden wie Magen- und Zwölffingerdarmgeschwüren leiden. Überdies kann diese Atemmethode die Behandlung schwerer Krankheiten wie Lungentuberkulose, Bronchialasthma und Herzversagen unterstützen, wie sie falsche Atemformen, die auf diesen Krankheiten basieren, korrigiert.

Stufe 5 – Eine Übung zur Vertiefung der vorangegangenen

Da diese Übung auf den vorangegangenen aufbaut und ihre Wirkung verstärkt, ist es wichtig, die Stufen 1 bis 4 ganz zu beherrschen, bevor man zu Stufe 5 übergeht.
Stufe 5 wird im Prinzip genauso geübt wie Stufe 2. Der einzige Unterschied besteht darin, daß Mund und Nasengänge verengt werden und die Stimmbänder gespannt

sein sollen. Bemühen Sie sich um eine ganz weiche und stetige Atmung. Ihre Atemzüge sollen von der Qualität sein, die wir *Shinsoku* genannt haben. Die Bauchatmung soll bis ins Extrem getrieben werden, so daß die Bauchdecke immer mehr in Bewegung gerät.

Es geht bei dieser Übung darum, die Funktionen des Körpers und die Nerven noch weiter zu kräftigen, als wir es durch das monatelange eifrige Üben der ersten vier Stufen schon getan haben. Stufe 5 ist die Übung für ein langes und gesundes Leben. Alle drei besprochenen Standhaltungen sind für diese Übung geeignet. Sie können aber auch aufrecht sitzen oder auf dem Rücken liegen. Üben Sie die Stufe 5 drei Monate lang, bevor Sie zur abschließenden Stufe 6 übergehen.

Stufe 6 – Keine Brustkorbatmung mehr; Einatmen durch den Nabel

Diese Stufe wird als die wichtigste der im Osten entstandenen Atemübungen betrachtet. Es heißt, es bedürfe einer jahrelangen energischen Schulung, um einen Menschen auf diese Übung vorzubereiten.

Bei dieser Übung soll wieder in der Weise geatmet werden, die wir *Shinsoku* genannt haben. Für den *Shinsoku*-Atem muß das Herz ruhig und der Mund geschlossen sein. Morgens wird stehend geübt, am Abend sitzend, das ergibt die besten Resultate.

Die Übung soll nach den Anweisungen in Stufe 3 ausgeführt werden. Nehmen Sie die richtige Haltung ein und lassen Sie Herz und Körper still werden. Beruhigen Sie Geist und Atmung, so daß Bewegung und Ruhe zu einem harmonischen Ausgleich finden. Wenn Sie eine Zeitlang

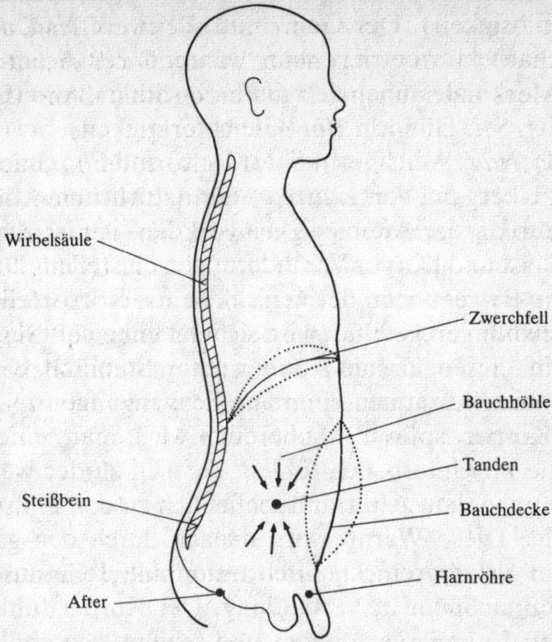

Abb. 52: Es ist absolut notwendig, Geist und Körper in Einklang zu bringen. Konzentrieren Sie sich zunächst auf das *Tanden*. Wölben Sie beim Ausatmen den Bauch vor, und berühren Sie mit der Zunge das untere Zahnfleisch. Beim Einatmen wird der Bauch eingezogen, und die Zunge berührt das obere Zahnfleisch.

die Atemzüge zählen, so trägt das zur Beruhigung des Herzens bei.

Atmen Sie jetzt ganz normal *(Zuisoku)*, aber lassen Sie die Atemzüge allmählich immer dünner und länger werden. Die Atmung wird nach und nach entspannt und natürlich. Äußerlich mag es so aussehen, als ob die Atmung

ganz stillstünde. Diesen Zustand nennt man *Musoku* (Atemlosigkeit). Der Geist muß dabei auf *Naikan* (Innenschau) konzentriert sein, während der Atem diese acht Merkmale annehmen muß: *Yū* (Stille), *Kan* (Leichtigkeit), *Sai* (Dünne), *Kin* (Gleichförmigkeit), *Sei* (Inaktivität), *Nan* (Weichheit), *Shin* (Tiefe) und *Chō* (Länge). Beim Übergang von *Zuisoku,* der natürlichen Atmung, zu *Musoku,* der Atemlosigkeit, werden sich im Zustand von Geist und Körper Veränderungen einstellen. Das *Ki,* das die Bewegungen der verschiedenen Körperteile bisher bewußt geregelt hat, wird sie jetzt unbewußt regeln.
Wer in diesen Zustand unbewußter Stabilität eintritt, wird beim Ausatmen spontane Schwingungen in Geist und Körper spüren. Außerdem wird man eine Art Wärme im Unterbauch fühlen, die sich zu der weichen Stelle nahe dem After und schließlich zu den Fußsohlen bewegt. Diese Wärme wird danach durch den ganzen Körper zirkulieren. Dadurch treten alle Teile des Körpers miteinander in Verbindung. Der Körper fühlt sich wie mit Energie geladen an und scheint sich endlos zu dehnen, zuerst über das Zimmer, dann über die ganze Stadt, bis er schließlich das ganze Universum auszufüllen scheint.

Wer das erlebt, befindet sich von außen betrachtet in einem Zustand vollkommener Stille, in dem er sein Bewußtsein von allem abgezogen hat. Seine innere Welt erlebt dabei jedoch drastische Veränderungen. Wer den wahren Atem – *Shinsoku* – meistert, kann in einen inneren Zustand der äußersten Zuspitzung kommen, der zu jenem Erweckungserlebnis führt, das im Buddhismus *Satori* genannt wird.

Die »korrekte« Atemmethode, die sich in der östlichen Medizin herausgebildet hat, gliedert sich in zwei Teile. Der erste besteht aus den Stufen 1 bis 4, der zweite aus den Stufen 5 und 6. Die ersten vier Stufen dienen der Überwindung von Krankheiten und der Erhaltung der Gesundheit, während die beiden letzten darüber hinaus auf die Verlängerung des Lebens zielen. Diese beiden Stufen führen in meditative Zustände, von denen gesagt wird, sie seien die besten Voraussetzungen für ein langes Leben.

Vierter Teil

Methoden für die Vertiefung der Atemtherapie

17. Ergänzungs- und Ausgleichsübungen

Um während der Atemtherapie innerlich wie äußerlich im Gleichgewicht zu bleiben, ist es notwendig, bestimmte körperliche Übungen einzubeziehen, die der Entspannung dienen. Diese ergänzenden Atemübungen sollen von vornherein in die Atemtherapie eingebaut werden. Übungen zur Funktionsverbesserung bestimmter Organe sollte man unabhängig von Übungen für andere Organe ausführen. Machen Sie nie alle diese Übungen auf einmal, sondern immer nur ein paar. Nehmen Sie die Übungen, die Sie am meisten ansprechen. Diese Ergänzungsübungen dienen dazu, die Auswirkungen der Atemtherapie noch zu vertiefen. Wenden Sie sich unmittelbar vor oder nach einer Atemübung diesen Übungen zu.

Die Bauchtrommel

Diese Übung soll die Muskeln entspannen und Müdigkeit vertreiben. Schließen Sie sie daher unmittelbar an die Atemübung an. Sie löst verspannte Bauchmuskeln und verbessert die Blutzirkulation. Außerdem wird der Darm angeregt, was bei Verstopfung gute Dienste leistet.
Üben Sie im Stehen mit leicht gespreizten Beinen. Stehen Sie natürlich, ohne den Rücken besonders aufrecht zu halten. Legen Sie eine Hand (mit dem Daumen auf dem Nabel) auf den Bauch, die andere auf den Rücken. Streichen Sie senkrecht über Bauch und Rücken (Abb. 53), dreißigmal. Dann mit vertauschten Händen noch einmal dasselbe. Massieren Sie Bauch und Rücken anschließend

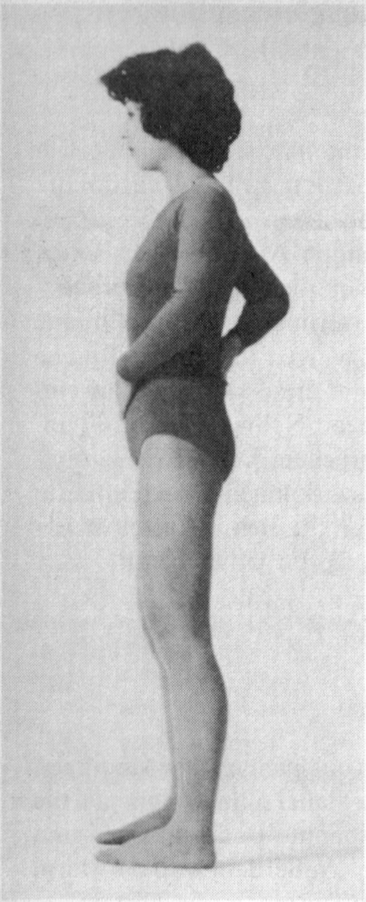

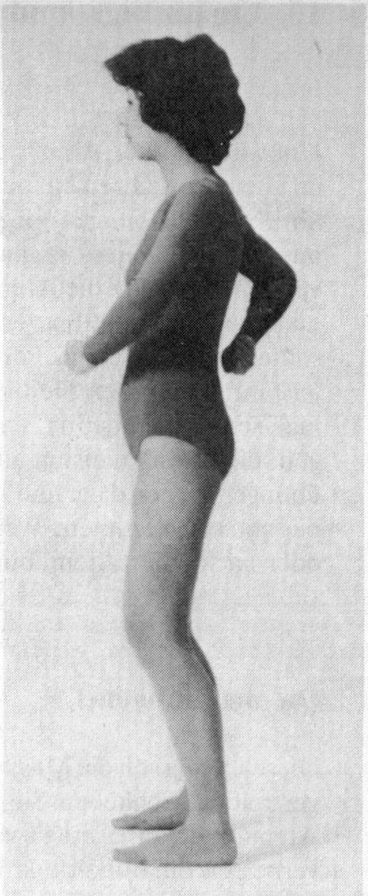

Abb. 53 Abb. 54

mit waagerechten Strichen, wobei die Hände langsam auf und ab wandern, dreißigmal. Ballen Sie die Fäuste, und klopfen Sie Bauch und Rücken gleichzeitig; anschließend die Seiten (Abb. 54). Sie können die Knie leicht beugen und bei jedem Klopfen mitbewegen, um so einen rhyth-

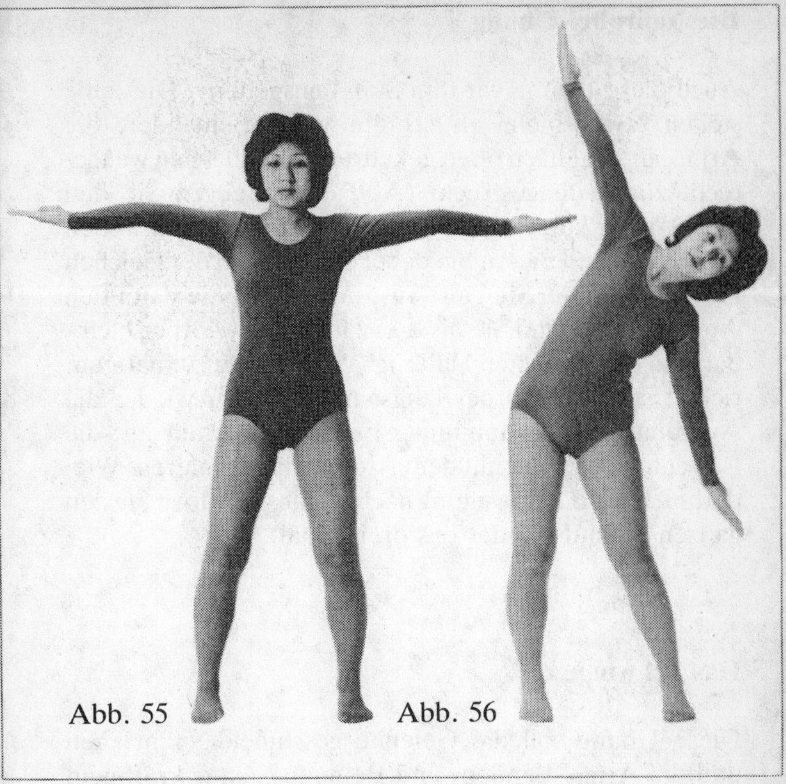

mischen Ablauf daraus zu machen, der den ganzen Körper erfaßt. Klopfen Sie mindestens hundertmal und dann mit vertauschten Fäusten.
Wiederholen Sie anschließend den ersten Teil der Übung (Abb. 53) in der beschriebenen Weise.

Die Yajirobei-Übung

Auch diese Übung wird im Stand ausgeführt. Die Füße stehen etwas mehr als schulterweit auseinander, die Arme sind mit nach oben gekehrten Handflächen waagerecht zur Seite gestreckt (Abb. 55). Beugen Sie den Oberkörper langsam nach links, während Sie ausatmen (Abb. 56), und halten Sie dabei die Arme in der gleichen Haltung. Atmen Sie ganz aus, und halten Sie dann den Atem an, während Sie bis drei zählen; der Körper bleibt dabei in der geneigten Haltung. Wenn Sie jetzt einatmen, richtet sich der Körper langsam auf, bis er wieder die Ausgangshaltung einnimmt. Es kommt darauf an, die Bewegungen genau mit dem Atem zu koordinieren. Wiederholen Sie die Bewegung nach rechts, und üben Sie den ganzen Ablauf mindestens dreißigmal.

Das Schwingen

Diese Übung soll die Gelenke geschmeidiger machen und die Arm-, Lenden- und Beinmuskulatur kräftigen. Sie wirkt auch auf die Verdauungsorgane, weshalb es ganz normal ist, wenn Sie während der Übung aufstoßen oder Blähungen abgeben.
Diese Übung ist für Sie nicht geeignet, wenn sie an Bluthochdruck oder Herzstörungen leiden, denn der Unterbauch wird dabei stark unter Druck gesetzt, was manchmal unwillkürlich zum Valsalva-Atemanhalten führt. Deshalb sollten Sie Ihre Gesundheit erst mit anderen Übungen verbessern, bevor Sie sich mit dieser Übung befassen.
Spreizen Sie die Beine etwas, und beugen Sie die Knie

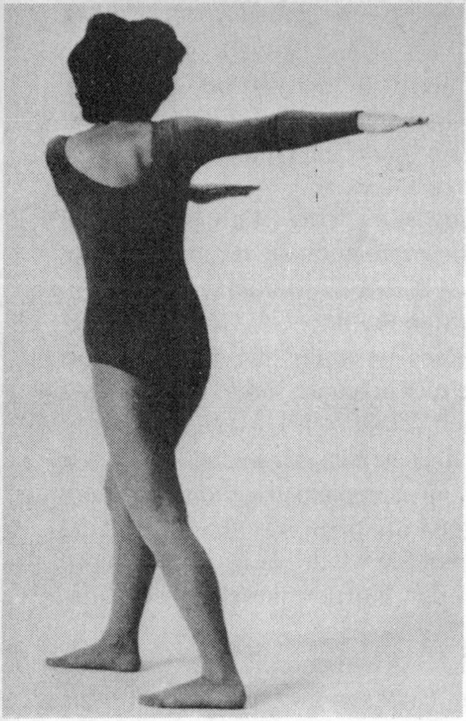

Abb. 57

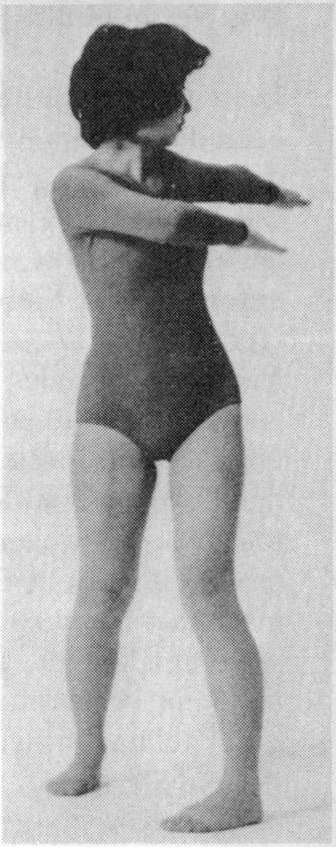

Abb. 58

leicht. Drehen Sie den Körper aus der Hüfte heraus abwechselnd nach rechts und links, wobei die waagerecht gehaltenen Arme der Bewegung folgen (Abb. 57, 58). Das Körpergewicht wird dabei abwechselnd mehr vom rechten und vom linken Fuß getragen. Die Arme sollen beim Schwingen nicht höher als bis zur Schulter gehoben werden. Das Gesicht macht ebenfalls die Bewegung mit, und der Blick folgt den Fingern der Hand. Das Gewicht soll hauptsächlich auf dem Vorderfuß lasten. Achten Sie auf einen gleichmäßigen Atemrhythmus.

Das Verdrehen

Diese Übung kräftigt Hüften und Lenden und begünstigt auch die Heilung von Neurasthenie und anderen Arten des Nervenversagens. Allen, die an Arthritis oder einem Bandscheibenriß leiden, kann diese Übung nur empfohlen werden. Diese Übung ist auch bei Bluthochdruck als unterstützende Maßnahme geeignet; sie normalisiert die Herztätigkeit und aktiviert das Zentralnervensystem.
Nehmen Sie wieder die Standhaltung ein. Die Arme hängen locker und entspannt herunter. Drehen Sie den Oberkörper so weit wie möglich nach links, während Sie durch die Nase ausatmen (Abb. 59). Gesicht und Arme folgen der Bewegung. Die Fersen beider Füße bleiben fest auf dem Boden. Wenn Sie ganz ausgeatmet und die maximale Drehung erreicht haben, sollten Sie Ihre Fersen sehen können. Atmen Sie wieder langsam durch die Nase ein, während Sie den Körper zurück in die Ausgangsstellung bringen.
Achten Sie darauf, daß der Atem und die Bewegung des übrigen Körpers genau synchron laufen: wenn Sie mit dem Einatmen fertig sind, soll der Körper gerade wieder die frontale Ausgangsposition erreicht haben.
Drehen Sie jetzt den Körper mit Gesicht und beiden Armen nach rechts, während Sie langsam durch die Nase ausatmen (Abb. 60). Wenn Sie sich wieder so weit gedreht haben, daß Sie die Fersen sehen können, so halten Sie Bewegung und Atem einen Augenblick lang an. Drehen Sie den Körper in die Ausgangsstellung zurück, während Sie langsam wieder einatmen.

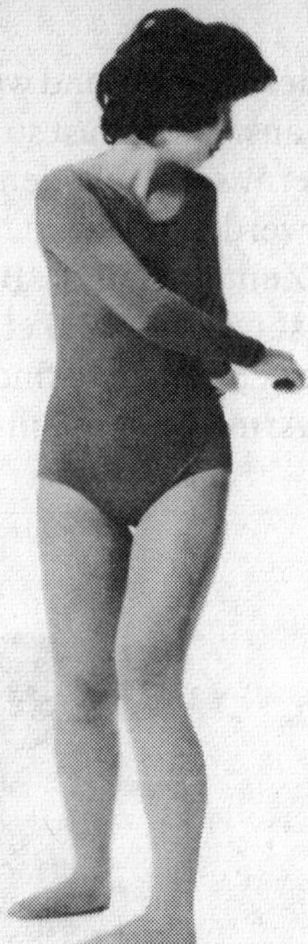

Abb. 59

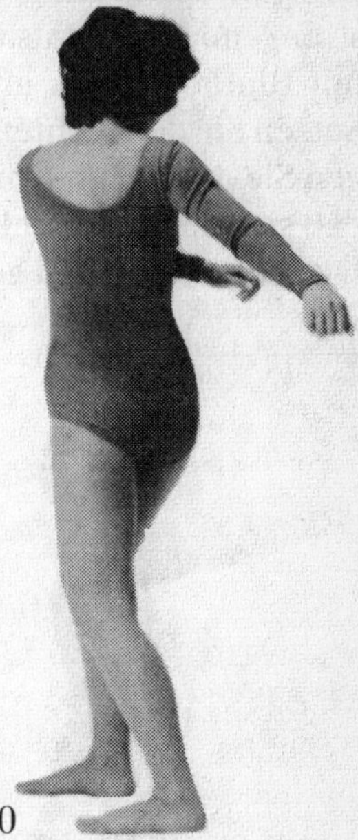

Abb. 60

Das Rudern

Diese Übung kräftigt alle Muskeln des Körpers und wirkt sich günstig auf das gesamte Skelett aus. Da sie fast so anstrengend ist wie tatsächliches Rudern, sollten Patienten mit Bluthochdruck und Herzbeschwerden sie meiden. Setzen Sie den rechten Fuß etwa 70 Zentimeter vor. Beugen Sie das rechte Knie zu einem fast rechten Winkel, so daß sich das Knie senkrecht über der Fußspitze befindet. Das linke Bein wird gestreckt. Die Arme werden mit ge-

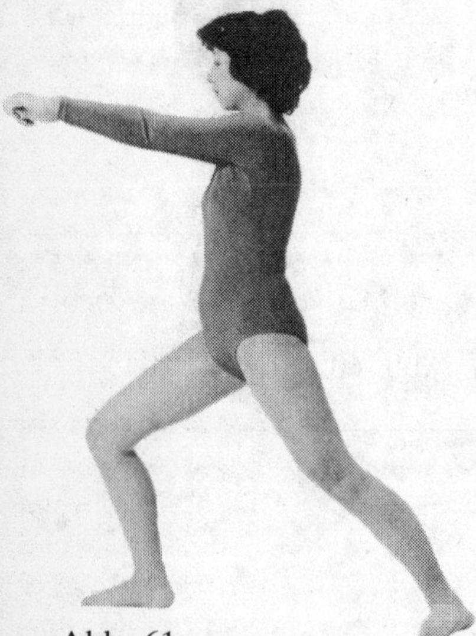

Abb. 61

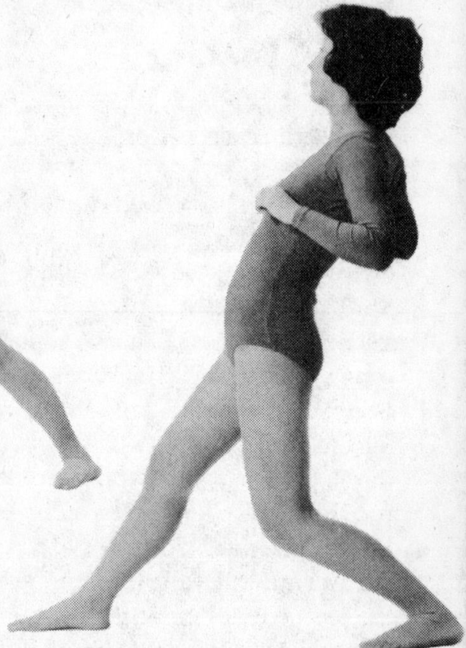

Abb. 62

ballten Fäusten in Schulterhöhe nach vorn gestreckt (Abb. 61). Machen Sie also eine Bewegung, wie wenn Sie zu einem Ruderschlag ausholen, und atmen Sie dabei langsam durch die Nase aus. Beugen Sie anschließend den Oberkörper zurück, wobei Sie die Arme bis zur Brust anziehen, und atmen Sie ruhig durch die Nase ein (Abb. 62). Die Bewegungen sollen gleichzeitig mit den Atemphasen ihren Extrempunkt erreichen. Am Ende der Zugbewegung muß das rechte Bein gestreckt und das linke gebeugt sein. Führen Sie diese Bewegung neunmal aus, und wechseln Sie dann die Beine, um die Übung auch in dieser Haltung neunmal durchzuspielen. Insgesamt sollten Sie den Bewegungsablauf dreißigmal wiederholen.

Den Ball tragen

Diese Übung ist besonders gut für die Hüften. Sie ist auch wirksam gegen Hexenschuß und die Kopfschmerzen, die er manchmal nach sich zieht.
Spreizen Sie die Beine etwas, und lassen Sie die Arme in leichtem Bogen herunterhängen (Abb. 63). Diese Haltung wirkt so, als trügen Sie einen großen Ball vor dem Bauch. Beugen Sie den Oberkörper nach links, während Sie die Hüfte etwas absenken (Abb. 64). Atmen Sie dabei durch die Nase aus. Wenn der Oberkörper etwa im rechten Winkel zu den Füßen steht, gehen Sie langsam in die Hocke. Wenn Sie den tiefsten Punkt erreicht haben, soll die Ausatmung gerade beendet sein (Abb. 65). Während Sie jetzt wieder einatmen, drehen Sie den Körper in die frontale Haltung zurück (Abb. 66) und stehen langsam auf (Abb. 67).

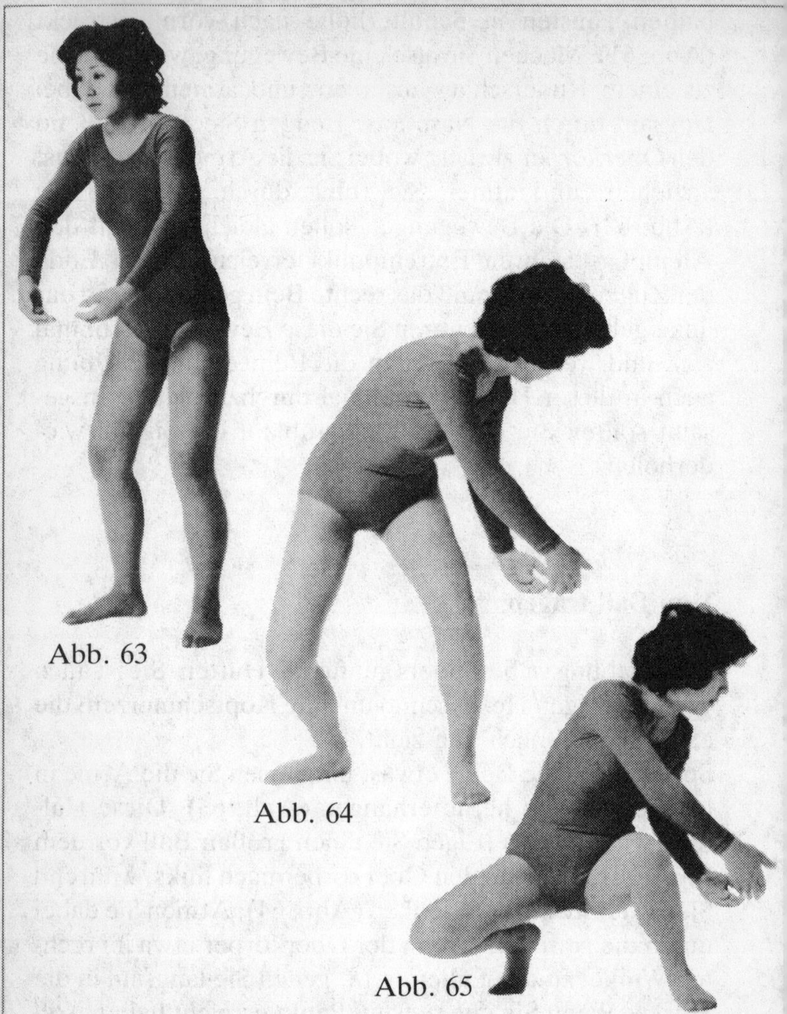

Abb. 63

Abb. 64

Abb. 65

Wenn Sie wieder gerade stehen, soll die Einatmung beendet sein. Führen Sie jetzt die gleiche Bewegung nach rechts aus, wobei wieder auf die Übereinstimmung der

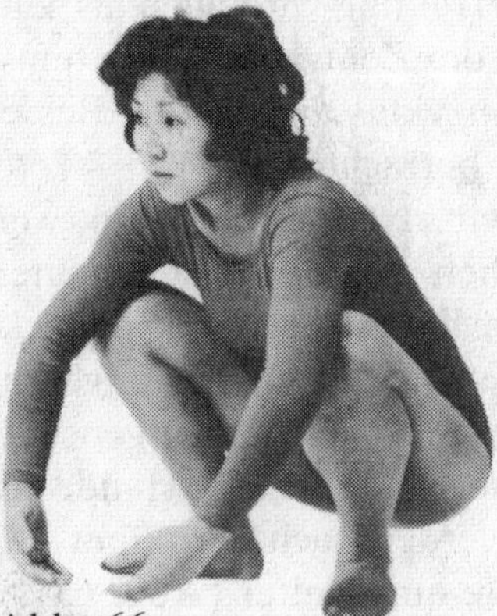

Abb. 66

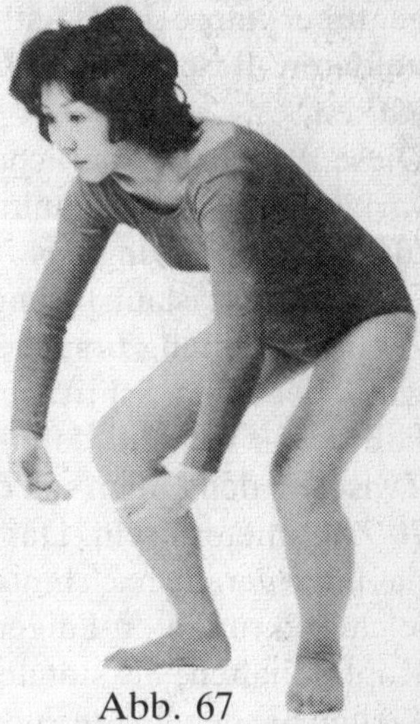

Abb. 67

Atemphasen mit den Bewegungen des Körpers zu achten ist.

Führen Sie den gesamten Bewegungsablauf mindestens neunmal hintereinander aus. Es kann hilfreich sein, dabei tatsächlich einen großen Ball zu halten.

Die Füße aus dem Sumpf ziehen

Diese Übung ist sehr wirksam gegen Gelenkschmerzen und Arthritis, unterstützt aber auch die Heilung von Lungentuberkulose und Asthma. Auch bei verschiedenen unklaren Beschwerden kann sie allgemein kräftigend wirken.
Diese Art von körperlichem Training wird auch als sehr wirkungsvoll für die Funktion des Zentralnervensystems, für die Regulierung des Atemzyklus und für die Besserung von Kreislaufstörungen betrachtet.
Zu dieser Übung brauchen wir etwas mehr Raum, weil wir dabei einige Schritte machen. Setzen Sie den rechten Fuß etwas vor und dann den linken ein wenig zurück. Zwischen den Füßen soll dann ein Abstand von ungefähr 70 Zentimetern sein. Das rechte Bein ist leicht gebeugt, das linke gerade nach hinten ausgestreckt. Die Hände mit leicht gekrümmten Fingern werden nach vorn über den Kopf gehalten, als stützten sie eine Leiter (Abb. 68).
Ziehen Sie den linken Fuß langsam an den rechten heran, während Sie ruhig durch die Nase einatmen (Abb. 69). Heben Sie den linken Fuß dabei nicht vom Boden, aber tun Sie so, als sei es schwer, ihn heranzuziehen. Halten Sie das linke Bein möglichst gerade, und stehen Sie fest auf dem rechten Fuß, der Ihr ganzes Gewicht trägt, während Sie den linken bewegen. Wenn Sie den linken Fuß »aus dem Sumpf« und bis auf die Höhe des rechten herangezogen haben, ist die Einatmung beendet. Atmen Sie jetzt langsam wieder aus, während Sie den linken Fuß weiter vorschieben. Heben Sie ihn auch dabei nicht vom Boden. Wenn die Ausatmung abgeschlossen ist, stehen Sie wie in Abb. 68, nur mit vertauschten Beinen. Fahren Sie in dieser Gangart fort, und achten Sie stets auf die Übereinstimmung der Atemphasen mit den Schrittbewe-

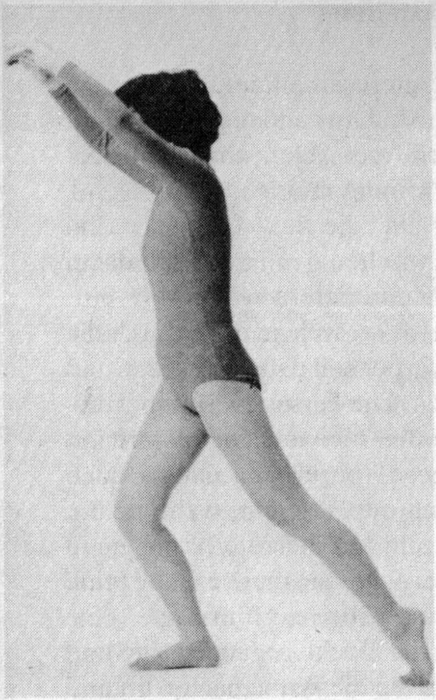

Abb. 68

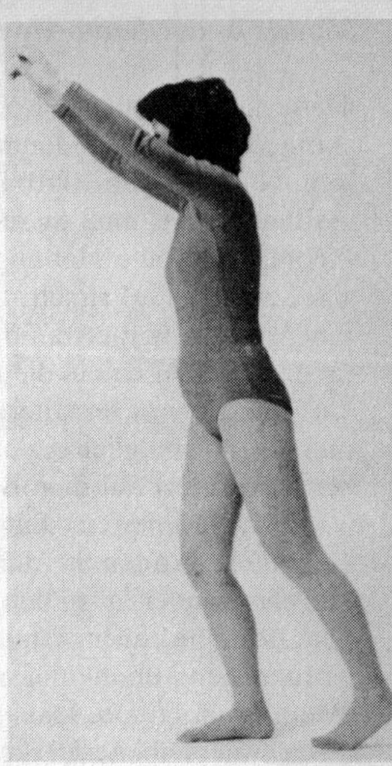

Abb. 69

gungen. Diese Übung ist ein fester Bestandteil der Schulung etwa im Judo oder im T'ai Chi.
Im Gegensatz zu vielen anderen Übungen kommt es hier darauf an, am Beginn der Bewegung einzuatmen anstatt auszuatmen.

Übung in der *Sumo*-Hockstellung

Diese Übung füllt die Energiereserven auf, kräftigt die Arm-, Bein- und Lendenmuskulatur und tut allen Gelenken wohl. Wer an Bluthochdruck, Herzstörungen oder Asthma leidet, muß diese Übung meiden.
Nehmen Sie eine Haltung ein, die der »Form der drei Kreise« (s. S. 55) ähnelt. Zwischen den Füßen soll dabei ein Abstand von etwa 50 Zentimetern sein (Abb. 70). Gehen Sie langsam in die Hocke, während Sie durch die Nase ausatmen. Der Oberkörper soll dabei so gerade und aufrecht wie möglich bleiben. Die Fersen müssen bei dieser Übung fest auf dem Boden bleiben. Die Hände mit leicht gekrümmten Fingern berühren den Boden (Abb. 72). Atmen Sie durch die Nase ein, während Sie langsam wieder aufstehen und zugleich die Arme bis in Schulterhöhe heben. Wiederholen Sie diese Übung (eine Vorbereitungsübung der *Sumo*-Ringer) fünfmal.
Wenn Sie das fünfte Mal in die Hocke gegangen sind und ausgeatmet haben, strecken Sie die Arme nach vorn und richten den Oberkörper auf, während Sie langsam durch die Nase einatmen. Ziehen Sie jetzt die Hände bis zur Brust heran, und öffnen Sie die Unterarme in dieser angewinkelten Haltung so weit wie möglich. Führen Sie jetzt die Hände ganz schnell vor der Brust zusammen, daß es klatscht, und atmen Sie dabei stoßartig und kraftvoll durch die Nase aus (Abb. 71). Öffnen Sie die Arme wieder ganz schnell mit einem schnellen Einatmen durch die Nase. Wiederholen Sie diesen Ablauf fünfmal, und konzentrieren Sie beim Klatschen alle Kraft Ihres Körpers auf den Bauch. Atmen Sie anschließend ein, während Sie die Arme nach vorn strecken. Wenn Sie ganz eingeatmet haben, führen Sie die Arme in einer schnellen Kreisbewegung nach hinten, bis Sie hinter dem Rücken

Abb. 70

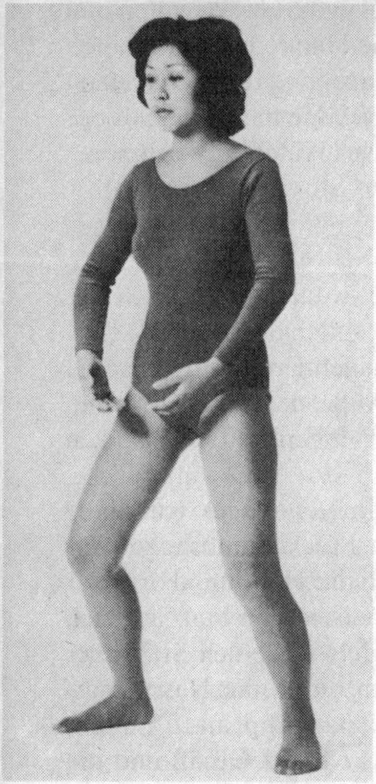

Abb. 71

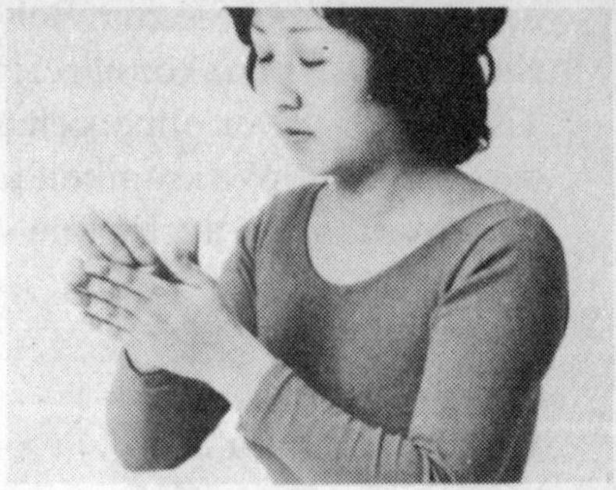

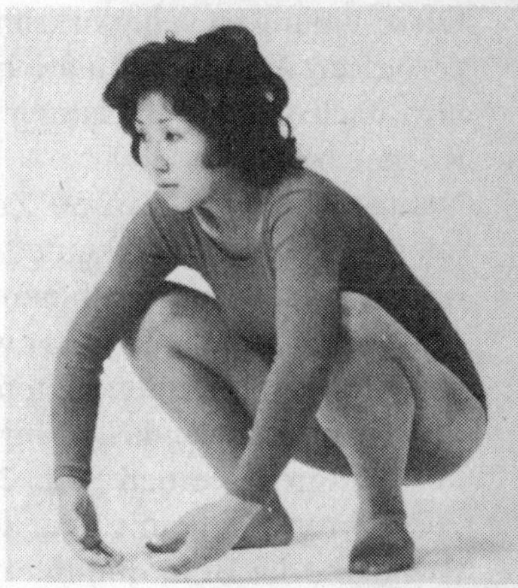

Abb. 72

in die Hände klatschen; heben Sie dabei die Fersen leicht vom Boden ab, um die Balance halten zu können. Während dieses Bewegungsablaufs atmen Sie aus. Der Rükken muß gerade bleiben. Öffnen Sie die Arme wieder, während Sie einatmen. Dann wieder hinter dem Rücken in die Hände klatschen und dabei kraftvoll ausatmen. Auch diesen Teil der Übung fünfmal wiederholen.

Wenn es Ihnen bei dieser Übung manchmal schwerfällt,

das Gleichgewicht zu halten, können Sie auch Hilfsmittel benutzen. Wenn Sie zum Beispiel in die Hocke gehen und wieder aufstehen, können Sie die Hände leicht auf einen Tisch legen, aber ohne sich allzusehr abzustützen, denn das würde die Wirksamkeit der Übung mindern. Mit der Zeit werden Sie auch ohne solche Hilfen auskommen.

Übung mit dem Stab

Diese Übung ist sehr wirksam gegen Ermüdung, und sie verbessert die Blutzirkulation. Außerdem soll sie das Gehirn nach starker Belastung beruhigen und den ganzen Körper beleben.
Nehmen Sie ein etwa 50 Zentimeter langes Rundholz oder eine Gymnastikkeule; ein Stück Staubsaugerrohr tut es notfalls auch. Nehmen Sie die Haltung »Form der drei Kreise« (s. S. 55) ein, wobei Sie den Stab vor sich zwischen den Händen halten. Heben Sie den Stab über den Kopf, während Sie langsam durch die Nase einatmen. Führen Sie den Stab über den Kopf nach hinten, und fahren Sie damit über Rücken und Gesäß und die Rückseite der Beine hinunter (Abb. 73). Steigen Sie nach hinten über den Stab, und atmen Sie dabei durch die Nase aus (Abb. 74, 75). Halten Sie den Atem eine Weile an, und kehren Sie in die Ausgangsstellung zurück. Wiederholen Sie die Übung siebenmal. Führen Sie den Stab jetzt beim Einatmen an Ihrer Vorderseite hinunter, und steigen Sie darüber. Atmen Sie langsam durch die Nase aus, und fahren Sie dabei mit dem Stab über die Rückseite der Beine, Gesäß und Rücken hinauf. Wiederholen Sie auch diesen Ablauf siebenmal, und achten Sie stets darauf, daß die Atmung mit den übrigen Bewegungen überein-

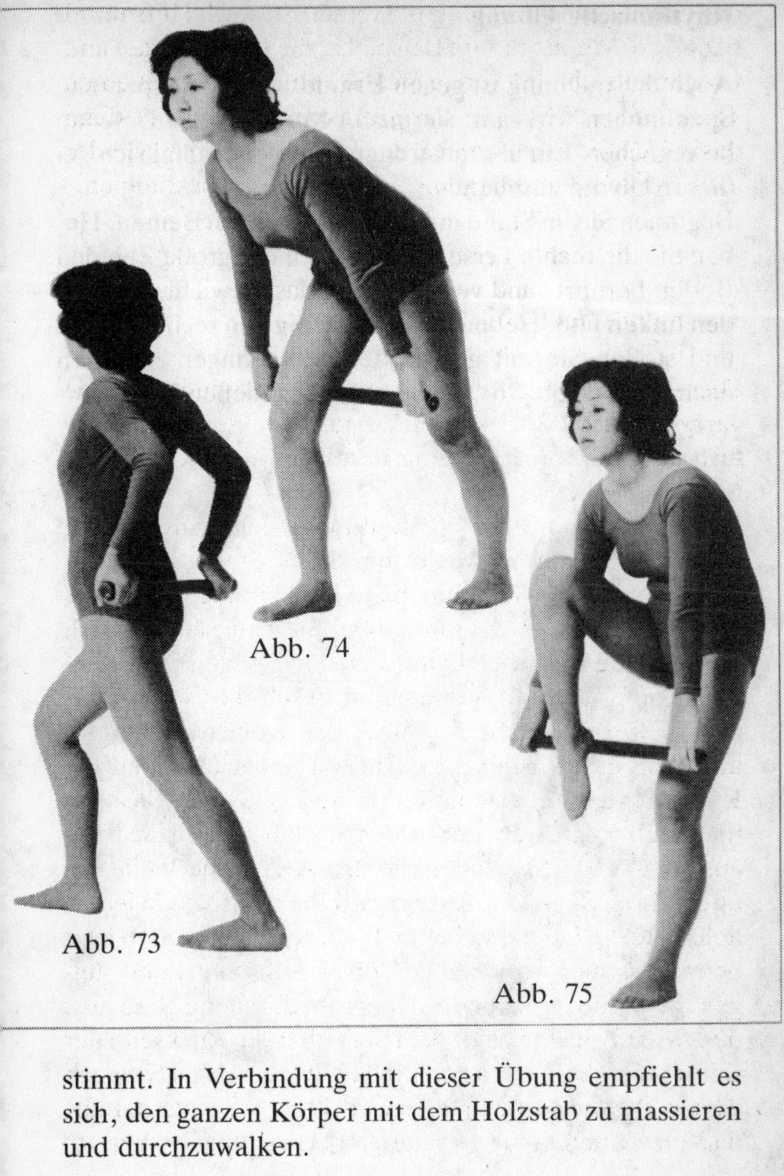

Abb. 73

Abb. 74

Abb. 75

stimmt. In Verbindung mit dieser Übung empfiehlt es sich, den ganzen Körper mit dem Holzstab zu massieren und durchzuwalken.

Rhythmische Übung

Auch diese Übung ist gegen Ermüdung und körperliche Spannungen wirksam; sie macht Muskeln und Gelenke beweglicher. Ein überanstrengter Geist beruhigt sich bei dieser Übung zusehends.
Beginnen Sie im Stand mit leicht gespreizten Beinen. Heben Sie die rechte Ferse, bis nur noch der große Zeh den Boden berührt, und verlagern Sie das Gewicht ganz auf den linken Fuß. Heben Sie gleichzeitig den rechten Arm, und stoßen Sie mit gestrecktem Zeigefinger energisch nach oben (Abb. 76). Lassen Sie anschließend den Kör-

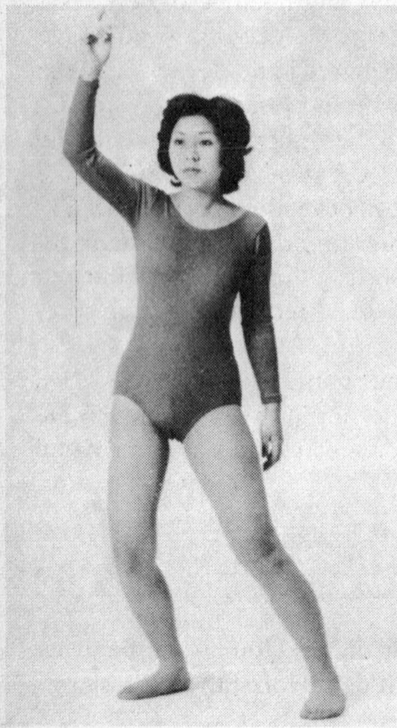

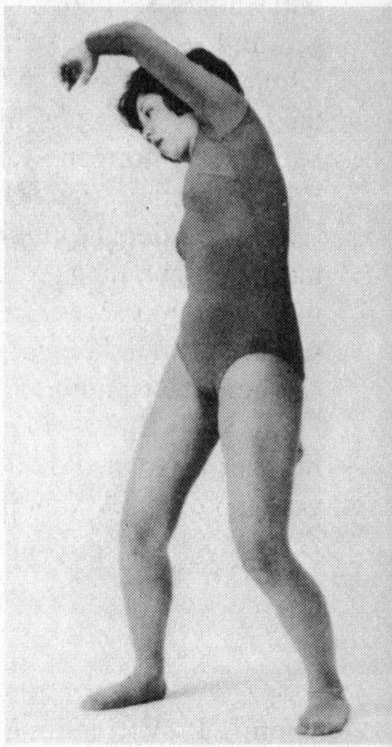

◁Abb. 76 △Abb. 77

per in die Ruhelage zurückschwingen. Diese Bewegung wird 40- bis 50mal rhythmisch wiederholt, am besten zu musikalischer Begleitung. Die Bewegung soll aus dem rechten Fuß kommen, der wie eine Sprungfeder wirkt. Anschließend zur anderen Seite hin üben, und schließlich abwechselnd (Abb. 77) – jeweils mindestens vierzigmal. Lassen Sie nach der Übung die Arme locker herunterhängen, und schütteln Sie den Oberkörper, um sich ganz zu entspannen.

All diese zusätzlichen Übungen vertiefen die Wirksamkeit der Atemtherapie. Probieren Sie alle Übungen aus, und wählen Sie dann zwei aus, die Ihnen besonders zusagen und geeignet erscheinen; es ist nicht notwendig, alle Übungen vollkommen zu beherrschen. Berücksichtigen Sie bei der Wahl vor allem Ihren Gesundheitszustand.
Vier der Übungen werden besonders empfohlen: die Bauchtrommel, das Schwingen, das Verdrehen und die Übung mit dem Stab. Sie sind besonders geeignet, Spannungen abzubauen, die sich während der Atemübung gebildet haben mögen. Die übrigen zusätzlichen Übungen sind auch unabhängig von der Atemtherapie ein gutes Gesundheitstraining.
Üben Sie in einer stillen und sauberen Umgebung, etwa in einer Gymnastikhalle oder im Park, und nehmen Sie vorher keinen Alkohol oder sonstige anregenden Mittel zu sich.

18. Fünf Haltungen zur Vertiefung der Therapie

Die folgenden fünf Haltungen sind der Körperhaltung verschiedener Tiere nachempfunden. Sie entstanden vor über 2000 Jahren in der östlichen Heilkunde und haben den Zweck, den Menschen zu ewiger Jugend, einem langen Leben, einem starken Körper und guter Gesundheit zu verhelfen. Sie beschleunigen die Überwindung von Krankheiten, verbessern die Beweglichkeit aller Gelenke und sind daher für die tägliche Übung sehr empfehlenswert. Überwinden Sie sich auch dann zum Üben, wenn Sie sich schlapp und müde fühlen. Üben Sie, bis Ihnen der Schweiß ausbricht – das wird Sie an Geist und Körper erfrischen.

Der Tiger

Setzen Sie Füße und Hände flach auf den Boden, und recken Sie das Gesäß hoch. Springen Sie mit den Füßen siebenmal vor und zurück (Abb. 78). Setzen Sie jetzt die Füße weiter nach hinten, als wollten Sie Liegestütze machen (Abb. 79). Lassen Sie den Bauch langsam durchhängen, und heben Sie den Kopf (Abb. 80). Strecken Sie anschließend den Körper wieder durch (Abb. 79). Führen Sie diesen Übungsteil anfangs vierzehnmal aus.

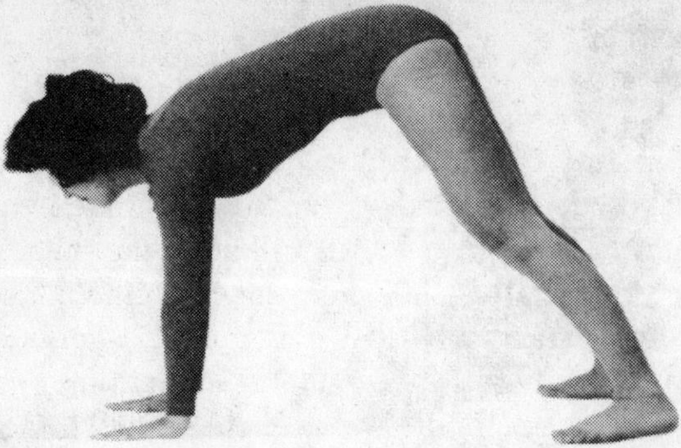

Abb. 78

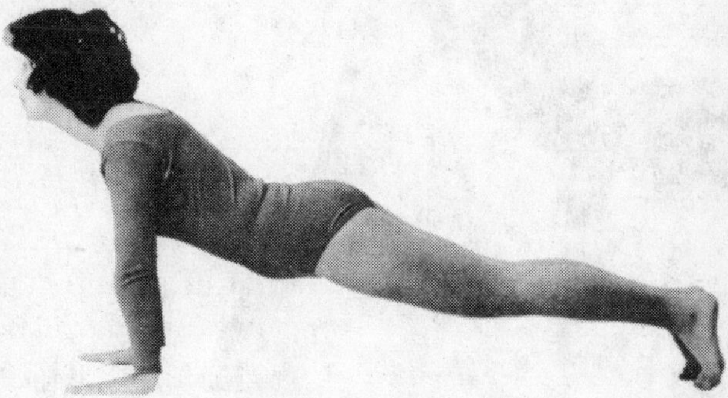

Abb. 79

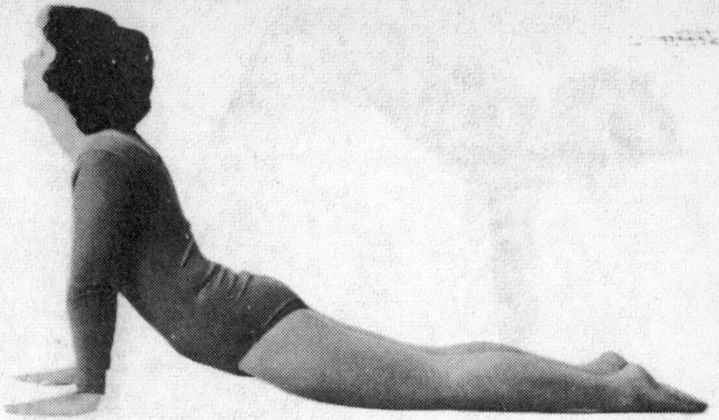

Abb. 80

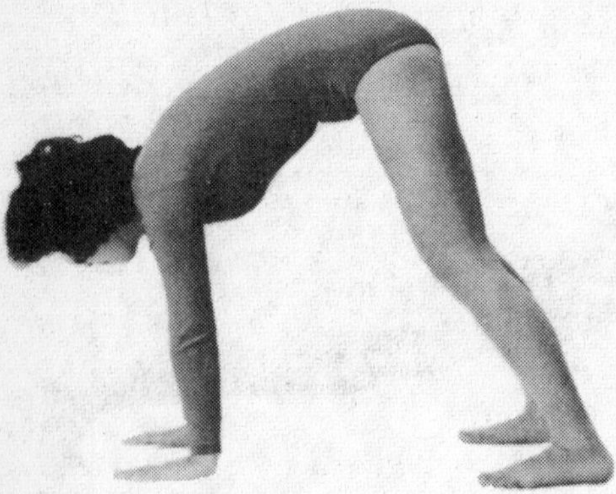

Abb. 81

Der Hirsch

Nehmen Sie wieder die gleiche Grundhaltung ein, und heben Sie den Kopf. Wenden Sie den Kopf abwechselnd dreimal nach links und dreimal nach rechts (Abb. 81). Schleudern Sie beide Beine abwechselnd siebenmal nach oben (Abb. 82).

Abb. 82

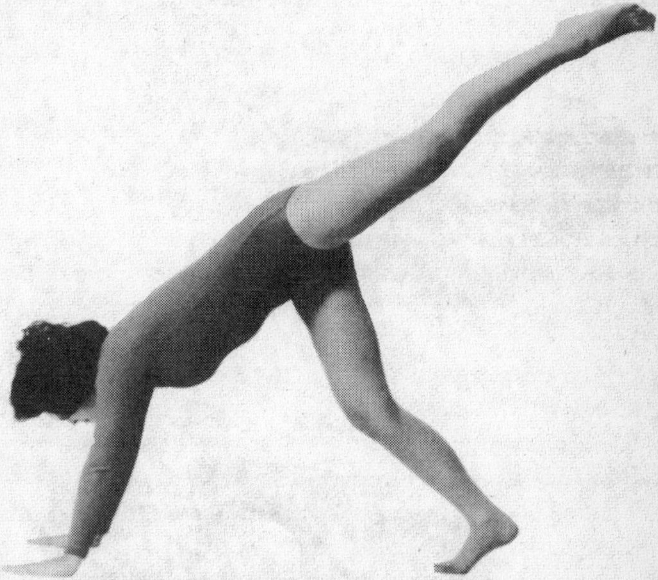

Der Bär

Legen Sie sich auf den Rücken, und ziehen Sie die Knie mit beiden Armen fest an die Brust. Heben Sie dabei den Kopf (Abb. 83). Rollen Sie in dieser Haltung siebenmal nach links und siebenmal nach rechts (Abb. 84). Knien Sie sich anschließend hin, legen Sie die Stirn auf den Boden, und strecken Sie die Arme nach vorn.

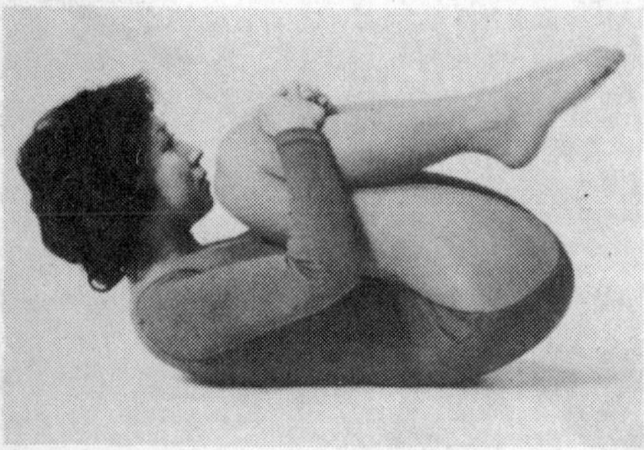

Abb. 83

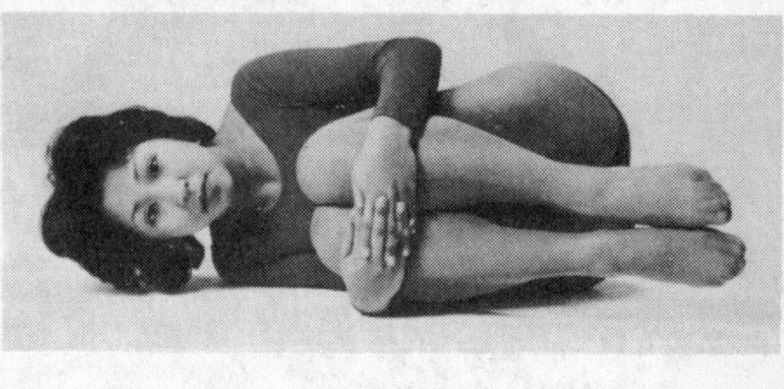

Abb. 84

Der Affe

Machen Sie einige Klimmzüge an einer Stange oder einem Ast (Abb. 85). Hängen Sie sich anschließend mit den Knien an die Stange, und schwingen Sie Ihren Körper siebenmal hin und her, wobei die Hände die Stange umklammern und die Arme ganz gestreckt sind (Abb. 86). Lassen Sie die Stange jetzt vorsichtig los, und legen Sie die Hände mit verschränkten Fingern in den Nacken. Drehen Sie den Kopf siebenmal hin und her.

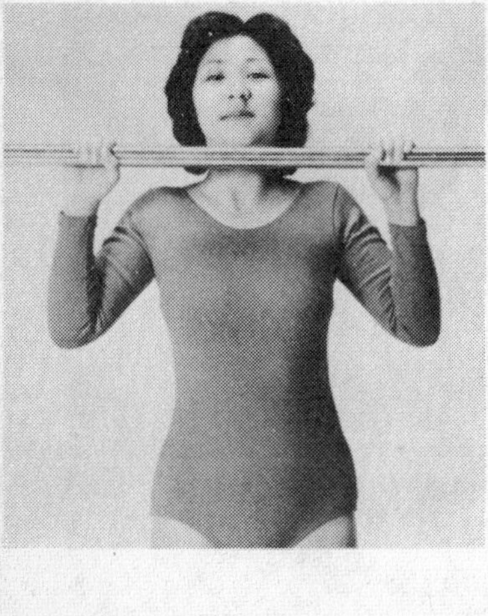

Abb. 85

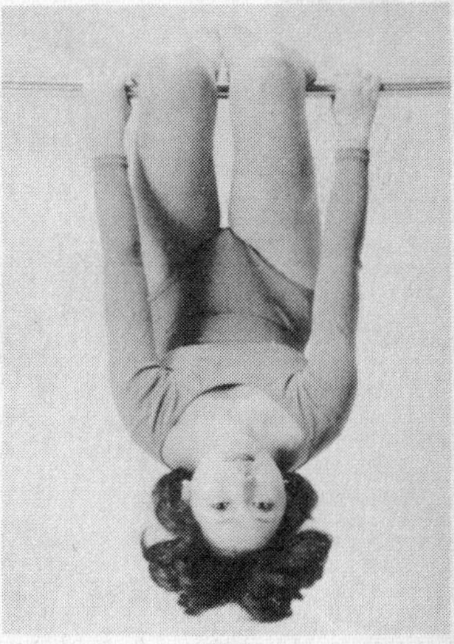

Abb. 86

Der Vogel

Auf einem Bein stehend, beugen Sie den Oberkörper waagerecht vor und strecken das andere Bein und die Arme waagerecht aus – wie im Ballett (»Schwanensee«). Heben Sie dabei den Kopf (Abb. 87). Wenden Sie den Kopf nach rechts und links, und bewegen Sie alle Gesichtsmuskeln. Heben Sie die gestreckten Arme noch höher – so hoch Sie können (Abb. 88).
Richten Sie sich auf, und strecken Sie das hintere Bein

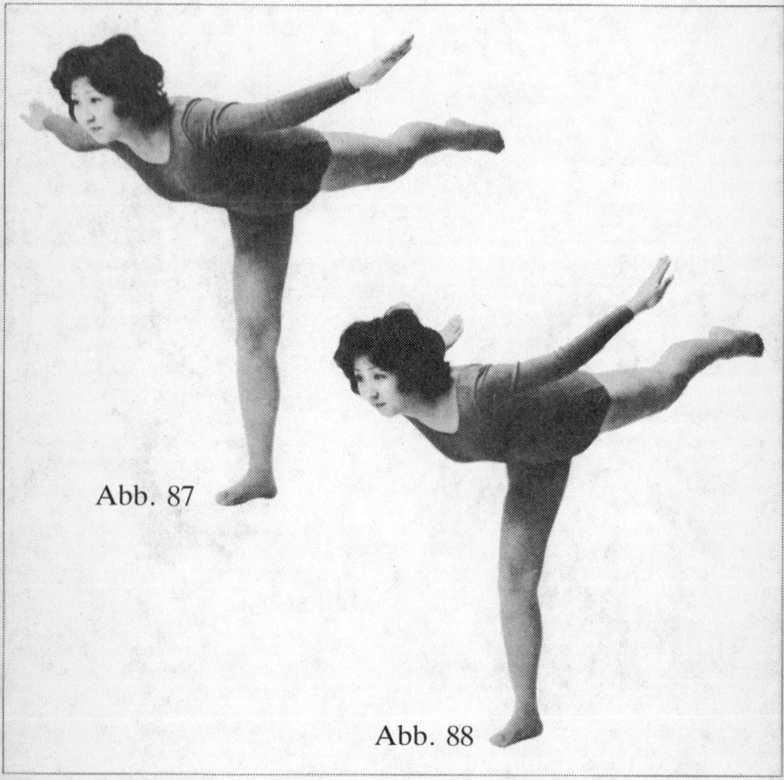

Abb. 87

Abb. 88

nach vorn. Massieren Sie dieses Bein vom Schenkel bis zu den Zehenspitzen; es soll dabei gestreckt bleiben. Wechseln Sie jetzt das Standbein, und wiederholen Sie die Übung. Den gesamten Bewegungablauf siebenmal wiederholen.
Nehmen Sie wieder die Ausgangshaltung ein, winkeln Sie das nach hinten gestreckte Bein an, und ergreifen Sie den Fuß mit der Hand der gleichen Körperseite. Strecken Sie den anderen Arm nach vorn waagerecht aus, und schauen Sie auf die Fingerspitzen (Abb. 89). Wiederho-

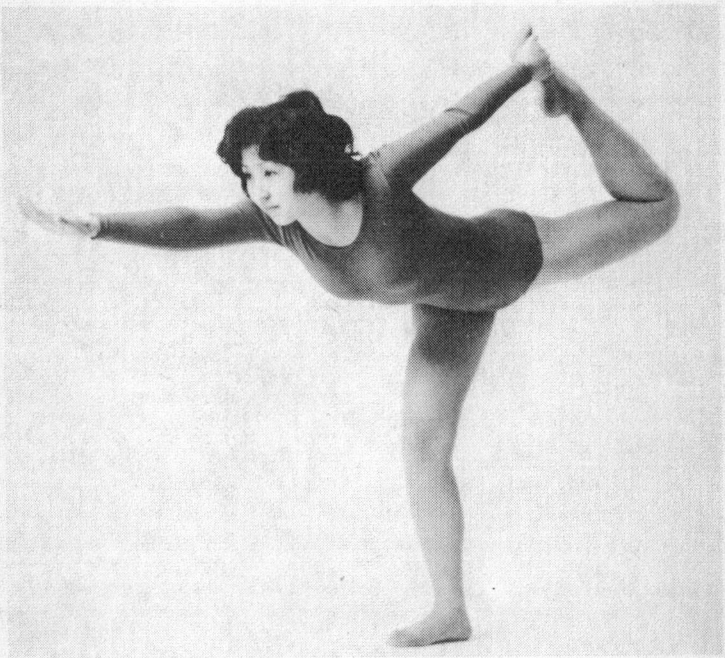

Abb. 89

len Sie diese Übung mit wechselndem Standbein so lange wie möglich. Nehmen Sie danach wieder eine natürliche Haltung ein, um den ganzen Körper mit beiden Händen zu massieren.
Diese Tierhaltungen sollten Sie jeweils so lange üben, bis Sie zu schwitzen beginnen. Frottieren Sie den Körper anschließend ab. Üben Sie stets langsam und ruhig, und achten Sie während der Übung auf Ihren Atem.

19. Massage und Shiatsu

Grundsätzliches und Techniken

Die Atemtherapie aktiviert den Körper über die Auswirkungen auf die Organe von innen her, während Sport und die hier vorgestellten zusätzlichen Übungen von außen auf ihn einwirken. Auch Massage, Shiatsu, Akupunktur und Moxibustion setzen außen an, um den Körper von Krankheiten zu befreien und zu kräftigen.
Die östlichen Massagemethoden, zu denen auch Shiatsu gehört, arbeiten mit folgenden Techniken:
1. *Keisatsu* – leichtes Streichen
2. *Jūnetsu* – sanftes Kneten
3. *Annetsu* – Druck mit Fingerspitzen
4. *Appaku* – Druck mit Daumenballen oder Hand
5. *Kōda* – Klopfen
6. *Shinsen* – Vibration

Keisatsu ist bei den Japanern die beliebteste Massagemethode. Legen Sie die Hand mit sanftem Druck auf die Haut, und streichen Sie mit gleichmäßigem Druck auf und ab (Abb. 90). Hand und Finger müssen dabei ganz flach und gestreckt bleiben.

Jūnetsu eignet sich in erster Linie für die Massage von Muskeln, wobei mit festem Griff zugefaßt wird, und die Bewegung des Arms die Tätigkeit der Hand unterstützt (Abb. 91).

Bei *Annetsu* werden mit einem oder zwei Fingern Gelenke und Knochen und die angrenzenden Gebiete mas-

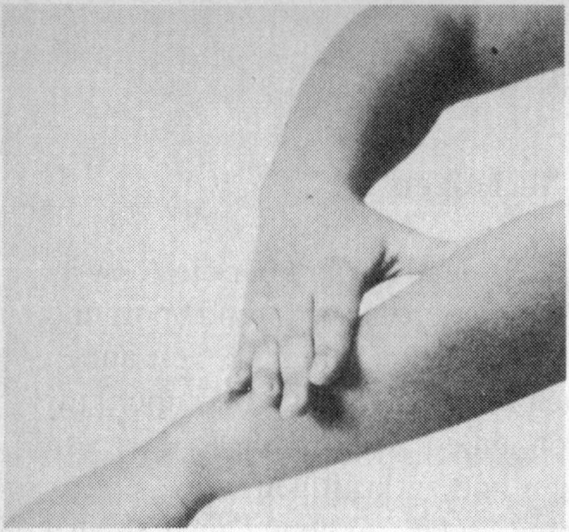

Abb. 90

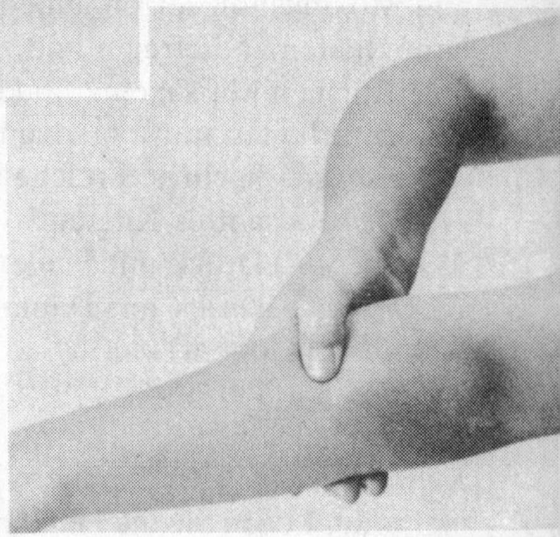

Abb. 91

siert. Mit dem Mittelfinger oder der Daumenspitze wird ein senkrechter Druck ausgeübt, wobei der Druck langsam anwachsen soll, während man kleine Kreise beschreibt (Abb. 92, 93).

Bei *Appaku* wird mit dem vordersten Glied des Daumens, der Handfläche oder mit vier Fingern einer Hand Druck ausgeübt (Abb. 94, 95). Der Druck wird gleichzeitig mit dem Ausatmen ausgeübt und läßt beim Einatmen nach.

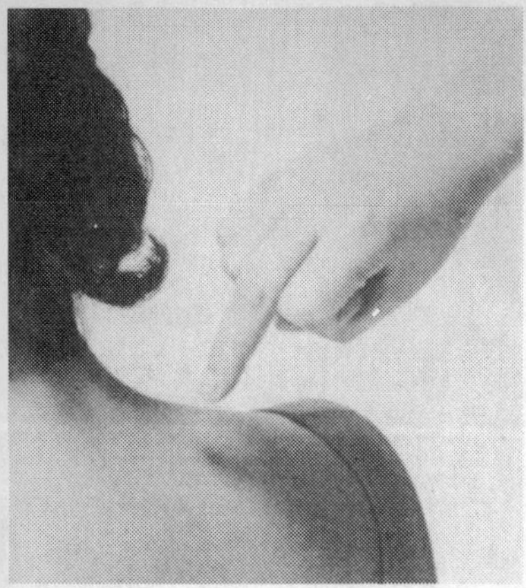

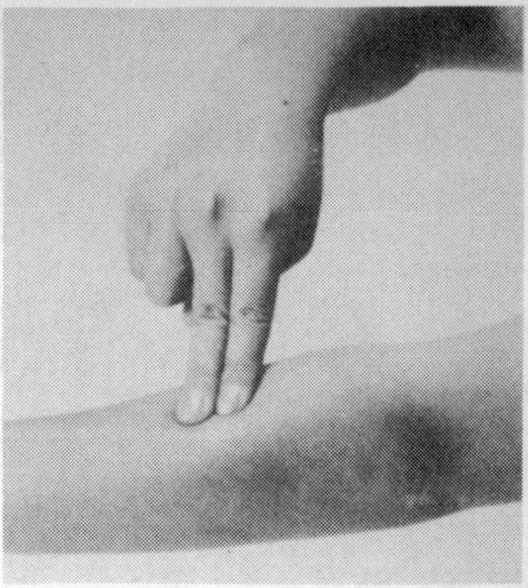

△Abb. 92 ▽Abb. 94 △Abb. 93 ▽Abb. 95

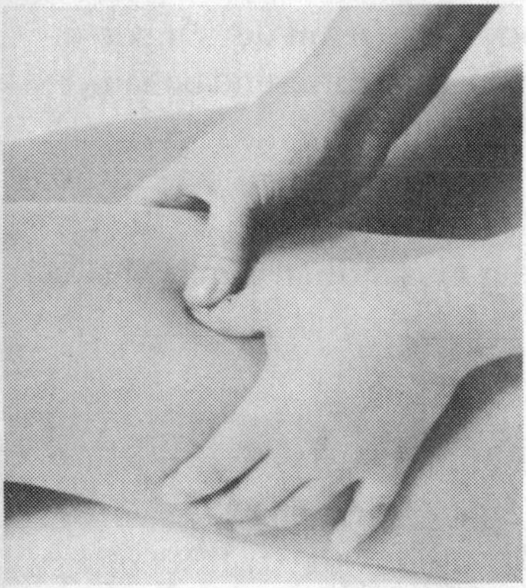

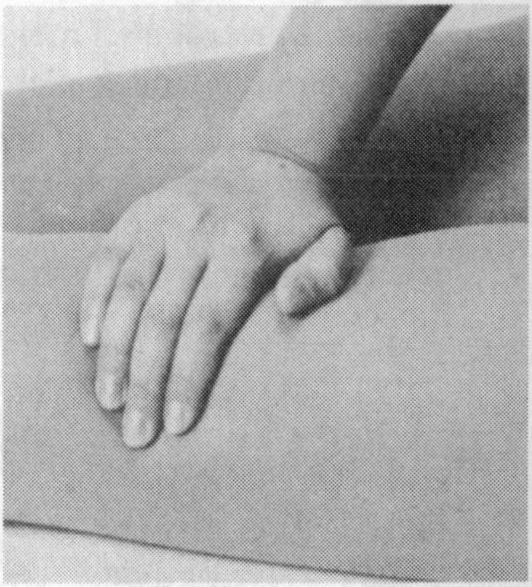

Kōda ist das Klopfen mit der Kleinfingerseite der Faust (Abb. 96, 97). An besonders schmerzhaften Körperstellen legt man die flache freie Hand unter die klopfende Faust. Auf den Bauch klopft man ganz leicht mit der flachen Seite der Faust (Abb. 98). Weiche und schmerzempfindliche Körperteile klopft man besser mit der Handkante (Abb. 99, 100).

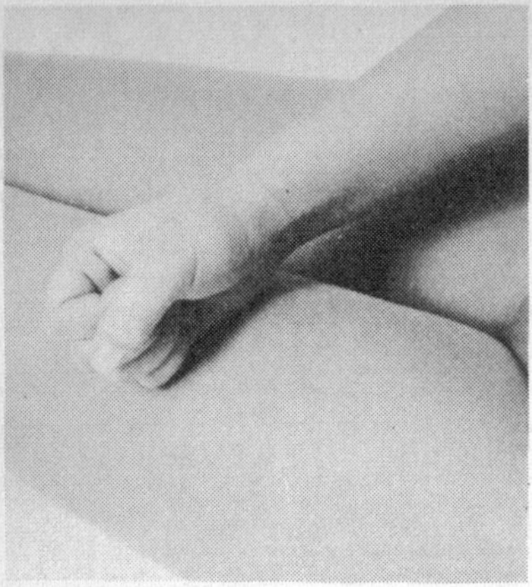

Abb. 96

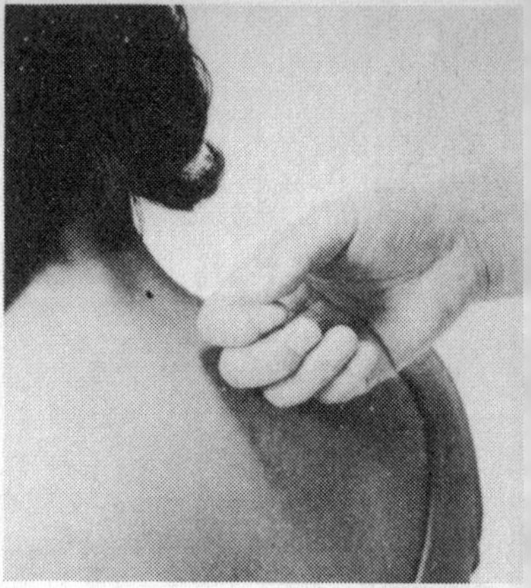

Abb. 97

Bei *Shinsen* werden schmerzende Partien mit der Fingerspitze oder Hand unter leichtem Druck vibrierend behandelt (Abb. 101).

Shiatsu hat sich ursprünglich aus der Osteopathie (Wiederherstellung und Erhaltung der Gesundheit durch Ma-

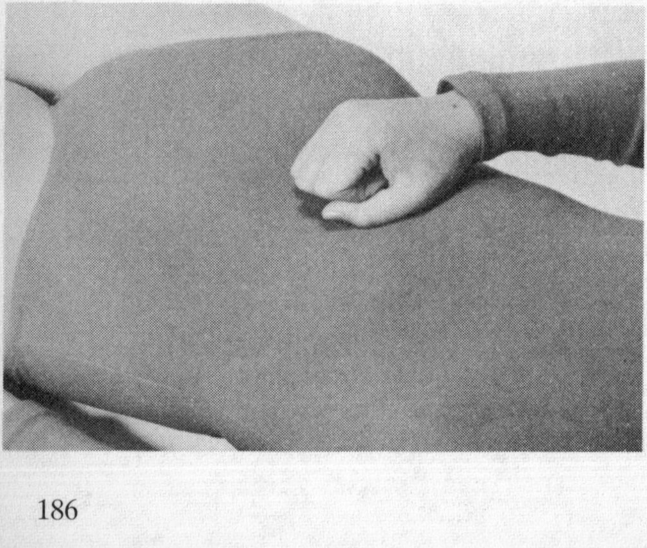

Abb. 98

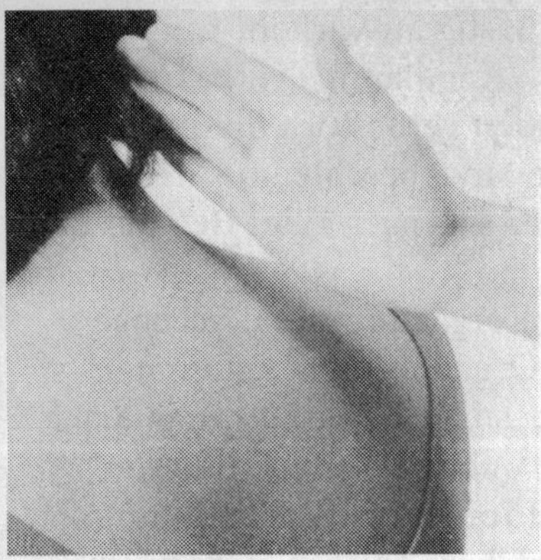

Abb. 99

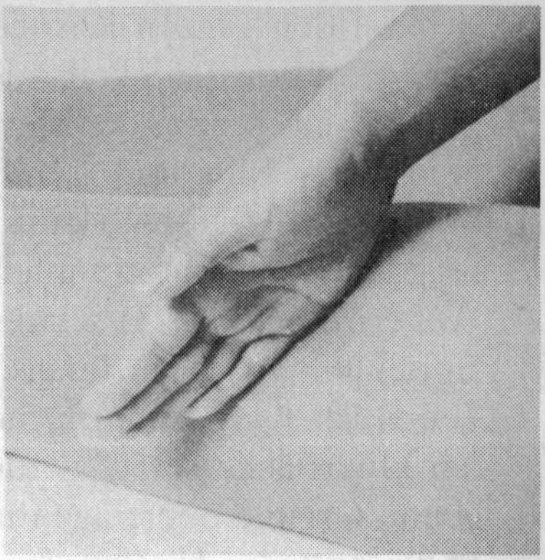

Abb. 100

nipulation an Skelett und Muskeln), einer heute noch in Japan populären traditionellen Therapieform des Ostens entwickelt. Neuerdings sind diese alten Therapien in ehrgeizigen Programmen nach modernen westlichen Maßstäben erforscht worden. In physiologischer Hinsicht hat sich dabei ergeben, daß Shiatsu und ähnliche Methoden

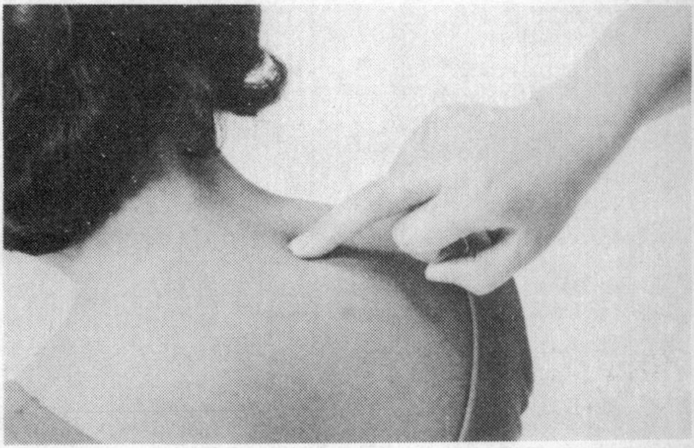

Abb. 101

sich auf den ganzen Körper günstig auswirken, weil sie die Funktionsfähigkeit der Kapillaren verbessern. Shiatsu und verwandte Methoden verbessern die Zirkulation von Blut und Lymphe und beschleunigen den Stoffwechsel. Deshalb kann man sich nach einer Behandlung wie neugeboren fühlen.
Weitere klinische Forschungen ergaben, daß eine enge Beziehung zwischen inneren Organen und bestimmten Teilen der Körperoberfläche besteht. Reize, die man an der Oberfläche setzt, werden unmittelbar auf tieferliegende Organe übertragen und fördern deren Funktion. In der östlichen Heilkunde wird diese Tatsache schon seit tausend Jahren genutzt, während die westliche Medizin erst neuerdings darauf aufmerksam wird. Fehlfunktionen innerer Organe schlagen sich in bestimmten Bereichen der Körperoberfläche nieder, die »Headsche Zonen« (benannt nach ihrem Entdecker, Henry Head) genannt werden. Die Headschen Zonen sind identisch mit den *Tsubo* (den Akupressur-Druckpunkten).

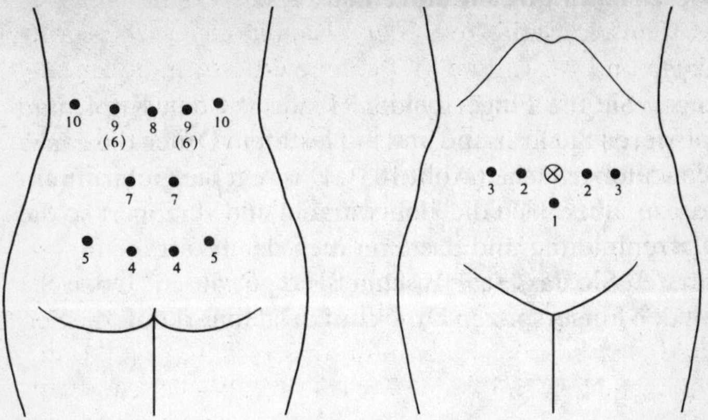

Abb. 102: Einige *Tsubo* und ihr Wirkungsbereich

1 – Für die Erwärmung des Bauchraums.
2 – Zur Kräftigung des Körpers; gegen Durchfall und kalte Beine.
3 – Gegen Durchfall und Verstopfung.
4 – Gegen Verstopfung, Regelschmerzen und Hämorrhoiden.
5 – Gegen Blasenentzündung und andere Erkrankungen, die mit der Harnblase in Zusammenhang stehen.
6 – Gegen Regelbeschwerden.
7 – Gegen Durchfall und Verstopfung.
8 – Zur allgemeinen Kräftigung und Verbesserung des körperlichen Gesamtzustandes; wirksam auch gegen Hüftschmerzen.
9 – Zur Kräftigung des Körpers und gegen Hüftschmerzen.
10 – Gegen Erschöpfung und Hüftschmerzen.

Die Behandlung im einzelnen

Kopf

Legen Sie die Finger beider Hände auf den Kopf, und massieren Sie kreisend und mit leichtem Druck die ganze Schädeloberfläche (Abb. 103). Das regt die Gehirnfunktion an, aber auch die Haarwurzeln und verzögert so die Glatzenbildung und das Ergrauen der Haare.
Bürsten Sie das Haar anschließend gut durch. Üben Sie mit den Fingerspitzen Druck auf den Hinterkopf, die Sei-

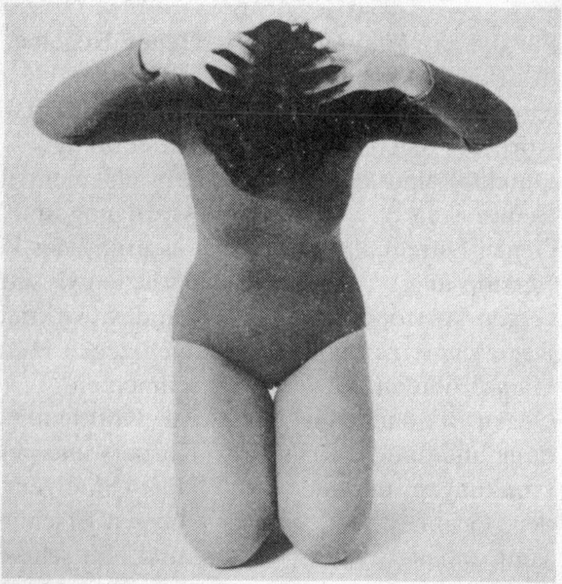

Abb. 103

ten und das Schädeldach aus. Das ist eine wirkungsvolle Behandlung gegen Kopfschmerzen, Schwere im Kopf und Hinterhauptsneuralgien.

Hals
Legen Sie die Hände über die Ohren wie in Abb. 104, und kneten Sie die Nackenmuskulatur von oben nach unten

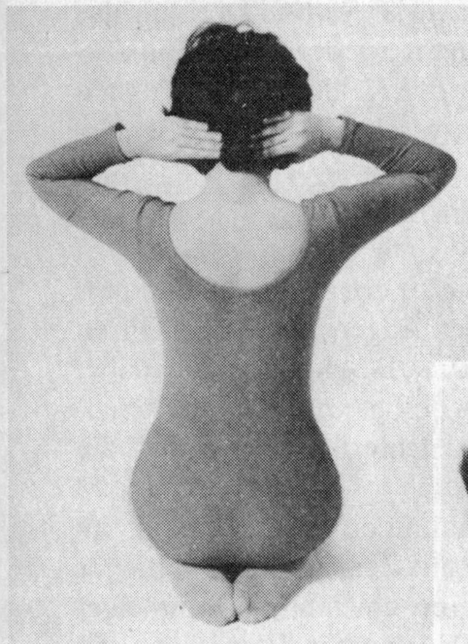

Abb. 104

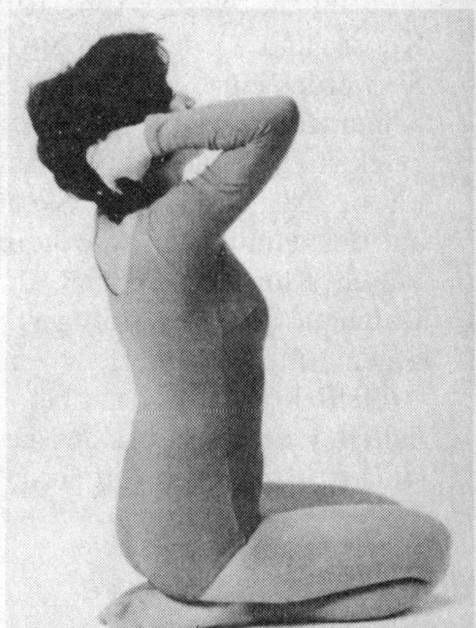

Abb. 105

durch. Wiederholen Sie das 50- bis 100mal, und pressen Sie anschließend die Fingerspitzen seitlich gegen die Muskeln; lehnen Sie den Kopf beim Einatmen nach hinten, und beugen Sie ihn beim Ausatmen vor (Abb. 105). Kneten Sie anschließend die Nackenmuskulatur noch zehnmal. Diese Behandlung hilft bei Kopfschmerzen, Kopfstauungen und Halsverrenkung. Wenn Sie sich den Hals verrenkt haben, massieren Sie die Muskeln, die diagonal von der Kehle zum Ohr verlaufen (bei Drehung des Kopfes tastbar), und drücken Sie wiederholt kräftig darauf. Wenn Sie Schmerzen in der Kehle haben, drücken Sie leicht auf die Muskulatur zwischen Kehle und Schlüsselbein.

Gesicht

Reiben Sie die Hände, um sie zu erwärmen (Abb. 106). Streichen Sie dann sanft über Augen, Stirn und Ohren und um die Nase (Abb. 107). Beschreiben Sie dabei Kreise, und wiederholen Sie den ganzen Ablauf 36mal. Sie werden ein Gefühl der Erleichterung spüren, und die behandelten Teile röten sich.

Decken Sie die Ohren mit den Handflächen ab (Abb. 108), und klopfen Sie mit Zeige- und Mittelfinger auf den Hinterkopf. Sie hören ein lautes Trommelgeräusch. Klopfen Sie 36mal. Drücken Sie dreimal mit den Daumen kurz, aber kräftig auf die Gehörgänge. Das hilft gegen Falten und verleiht eine gesunde Gesichtsfarbe. Außerdem trägt es dazu bei, das Ohr funktionsfähig zu halten. Leichter Druck auf die Stelle unter den Ohrläppchen ist wirksam gegen Gesichtszucken.

Augen

Kneten Sie den Haaransatz bis zu den Ohren hin und her mit den Zeigefingern durch (Abb. 109). Dreißigmal.

Abb. 106

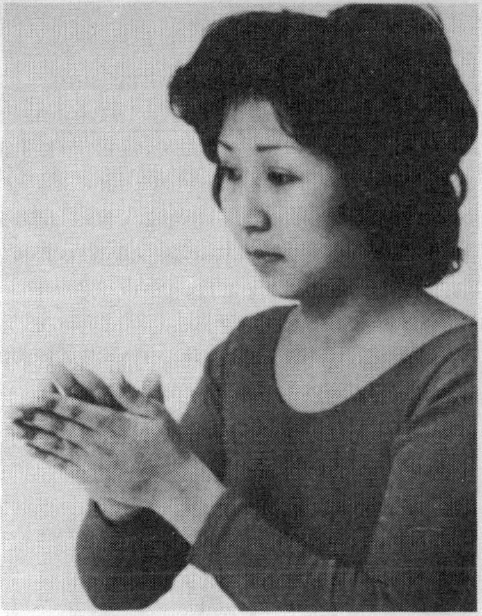

Abb. 107

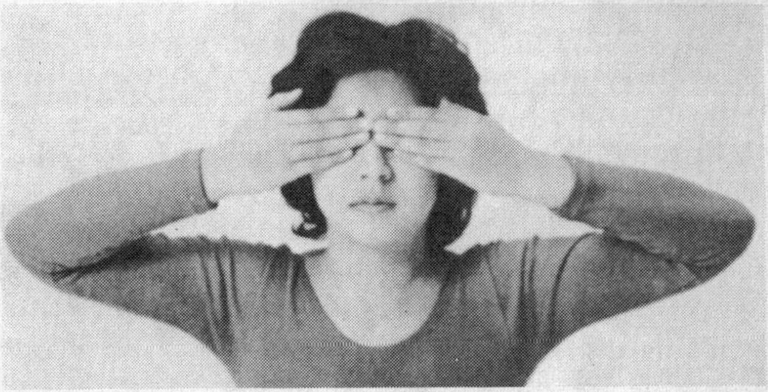

Drücken Sie mit dem Daumen oder mit Zeige- und Mittelfinger gegen die Schläfen, und kneten Sie mit leichtem Druck 36mal. Schließen Sie die Augen, legen Sie den Zeigefinger einer Hand zwischen die Augenbrauen und

Daumen und Mittelfinger vor den Augenwinkeln seitlich an die Nase (Abb. 110). Kneten Sie sanft 36mal. Danach werden Ihre Augen ganz klar sein.
Diese Technik hilft bei Kopfschmerzen, Schwindel und verschiedenen Augenstörungen. In Japan gibt es einen Regierungsbezirk, in dem diese Technik an sämtlichen Schulen zur Vorbeugung gegen Kurzsichtigkeit dreimal täglich von allen Schülern angewendet wird.

Zähne, Zahnfleisch
Klappern Sie eine Weile mit den Zähnen. Halten Sie da-

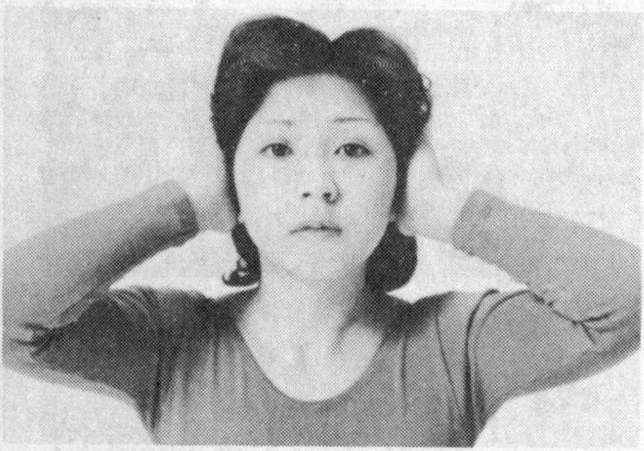

△Abb. 108 ▽Abb. 109 ▽Abb. 110

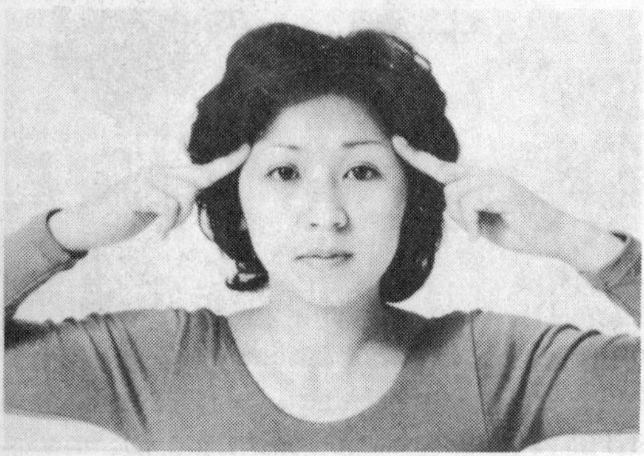

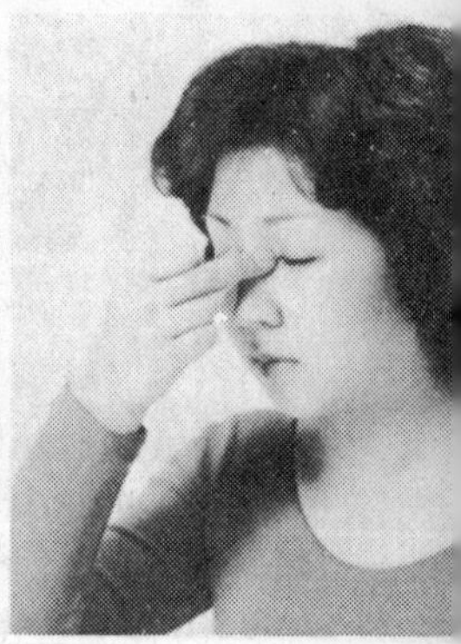

bei mit der einen Hand die Stirn und mit der anderen den Unterkiefer, wobei Sie die Hände mehrmals wechseln. Sie werden merken, daß ein starker Speichelfluß einsetzt. Spülen Sie den Speichel gut im Mund um, bevor Sie ihn schlucken, und streichen Sie mit der Zunge über die Rückseite der Zähne. Dieser Speichelfluß ist sehr wirksam gegen Karies, Halsschmerzen und üblen Mundgeruch. Man glaubt überdies, daß das Zähneklappern das Gehirn anregt und dem Altersschwachsinn entgegenwirkt.

Brust

Legen Sie die rechte Hand an die linke Brustseite, den Zeigefinger einige Zentimeter unterhalb der Achselhöhle. Die Finger sind leicht gespreizt und liegen in den Rippenzwischenräumen (Abb. 111). Streichen Sie mit leichtem Druck fünfzigmal hin und her. Das Ganze einige Zentimeter tiefer noch einmal wiederholen. Kneten Sie die ganze linke Brustseite mit der Handfläche auf und ab.

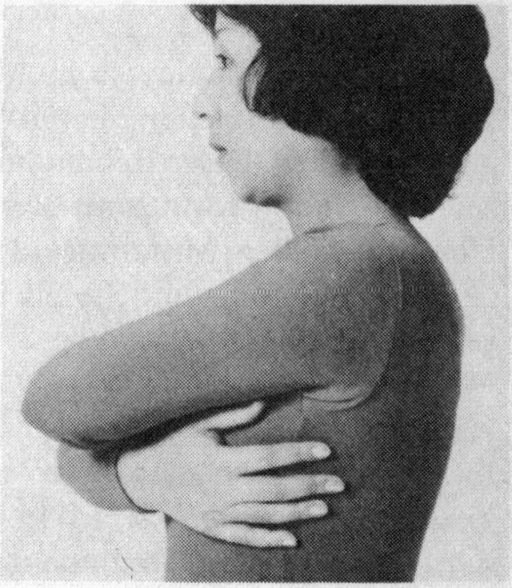

Abb. 111

Anschließend wiederholen Sie dasselbe auf der anderen Brustseite. Diese Massage ist wirksam gegen Brustschmerzen und soll den weiblichen Brüsten eine schöne Form geben.

Bauch
Kneten Sie den Bauch mit der rechten Handfläche von oben nach unten und von links nach rechts leicht durch. Wenn Sie in der Gegenrichtung arbeiten, können Sie Bauchweh bekommen.
Kneten Sie anschließend mit beiden Händen die Gegend um den Nabel herum (Abb. 112). Führen Sie dabei mit beiden Händen feine Schüttelbewegungen aus. Wenn Sie nach einigen Minuten die Hände wegnehmen, bedecken Sie den Bauch, damit er nicht abkühlt. Diese Massage stärkt die Funktion der Verdauungsorgane und wirkt gegen ein Gefühl der Kraftlosigkeit in den Lenden. Drükken Sie mit beiden Daumen etwa 3 Zentimeter links und rechts des Nabels auf den Bauch. Das ist eine gute Ergänzungsmaßnahme bei chronischer Gastritis und Durchfall.

Kreuz
Legen Sie die Hände wie in Abb. 113 auf den unteren Rücken, und streichen Sie mit leichtem Druck hundertmal auf und ab. Diese Behandlung hilft bei Kreuzschmerzen und Nierenstörungen.
Üben Sie mit dem Mittelfinger Druck auf die Gegend beiderseits des Kreuz- und Steißbeins aus, eine Technik, die gegen Impotenz wirksam ist.

Hand
Im Winkel zwischen Daumen und Zeigefinger liegt ein *Tsubo* namens *Gōkoku* (LI-4, Abb. 115). Wenn Sie diesen Punkt zwischen Daumen und Zeigefinger der ande-

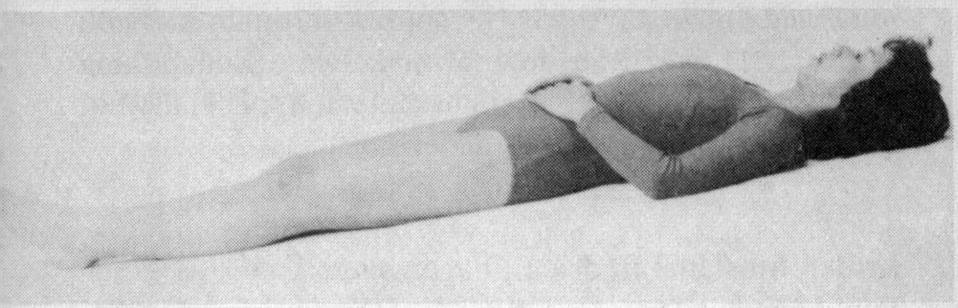

△Abb. 112 ▽Abb. 113 ▽Abb. 114

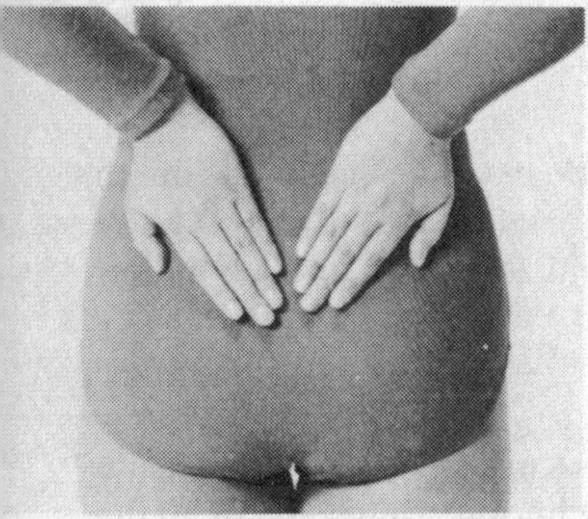

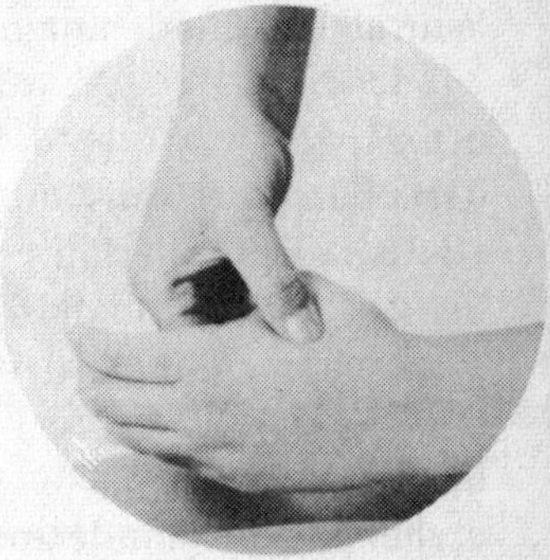

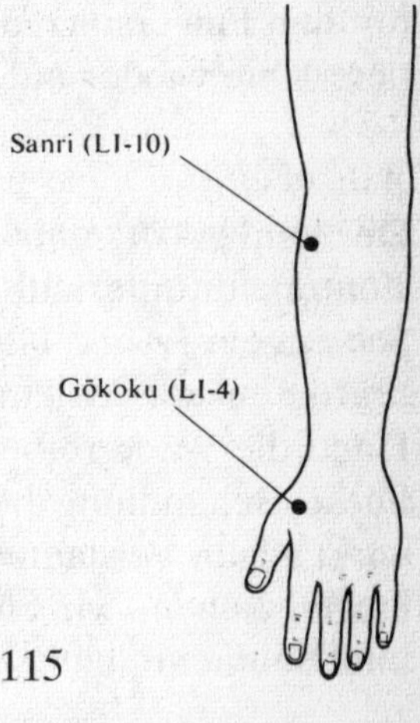

Abb. 115

ren Hand drücken (Abb. 114), spüren Sie einen scharfen Schmerz. Drücken Sie hundertmal. Diese Behandlung hilft bei Zahn- und Zahnfleischschmerzen, bei Halsweh, Ohrensausen und Armneuralgien.

Sanri

In der Muskulatur des Ellbogengelenks gibt es einen Punkt namens *Sanri* (LI-10, Abb. 115). Drücken Sie diesen *Tsubo* hundertmal – eine Behandlung gegen Armneuralgie, Mandelentzündung und Hautausschlag.

Kniekehle

Drücken Sie jeweils hundertmal auf die Sehne, die durch die Kniekehle verläuft (Abb. 116). Dieser *Tsubo* heißt *Ichū* (BL-54, Abb. 116), und seine Behandlung lindert Knieschmerzen, Ischias und Wadenkrämpfe.

Knie

Legen Sie die Hände auf die Knie, und massieren Sie um die Ränder der Kniescheibe herum. Heben Sie dann die Hände wie in Abb. 117, und kneten Sie noch hundertmal mit den Fingerspitzen. Diese Anwendung möbelt ermüdete Knie wieder auf.

Ashi Sanri

Der Punkt *Ashi Sanri* (ST-36, Abb. 116) liegt etwa zehn Zentimeter unterhalb der Kniescheibe gleich neben dem Schienbein (Abb. 118). Drücken Sie mit dem Daumen kräftig auf diesen Punkt, während Sie zugleich mit der Hand die Wade reiben (Abb. 119).
Diese Behandlung beseitigt Ermüdungserscheinungen, wirkt gegen Verdauungsstörungen und verhilft zu einem langen Leben; wir empfehlen sie auch gegen Diabetes und Beinneuralgien.

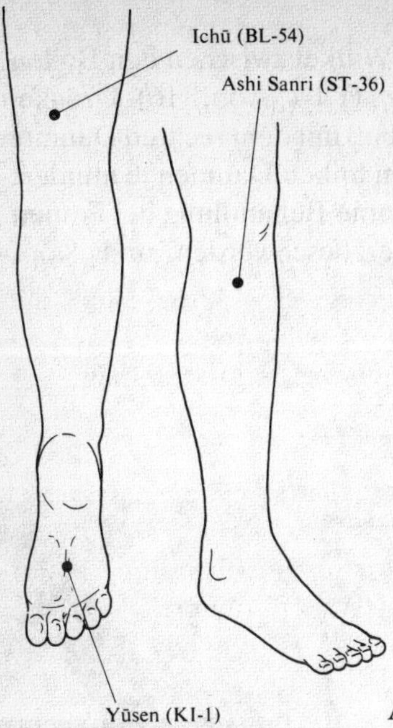

Abb. 116

Abb. 117

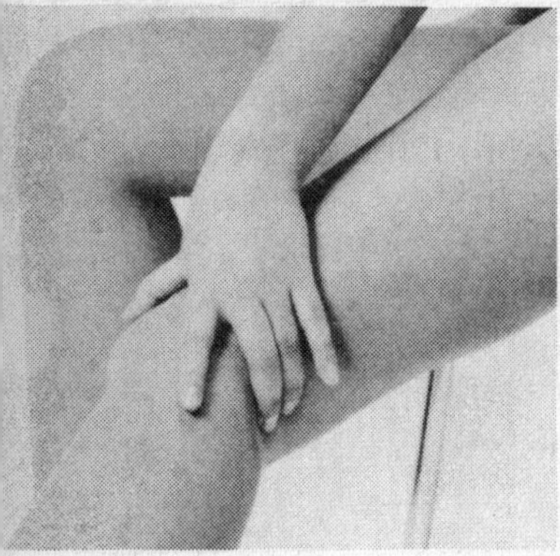

Abb. 118

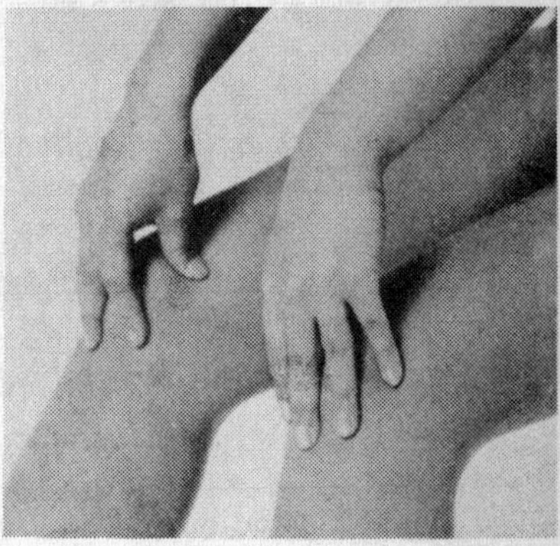

Fußsohle

Mitten im Fußgewölbe, im Winkel zwischen den Ballen, befindet sich der Punkt *Yūsen* (KI-1, Abb. 116). Drücken Sie diesen Punkt am linken Fuß mit dem rechten Daumen und am rechten Fuß mit dem linken Daumen je hundertmal (Abb. 120). Eine wirksame Behandlung bei Frauenleiden, Schlaflosigkeit, Herzbeschwerden und Kopfschmerzen.

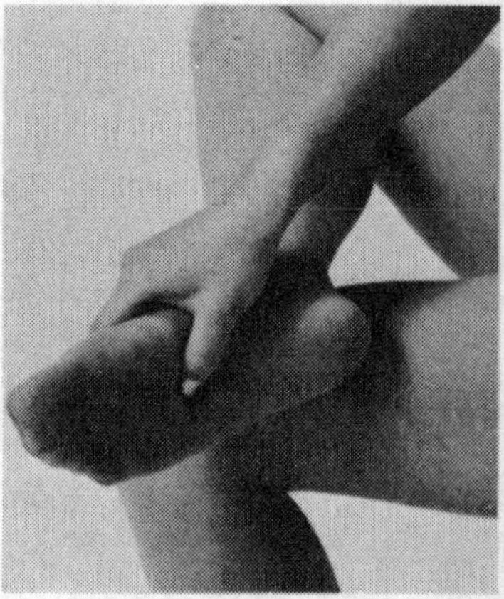

Abb. 120

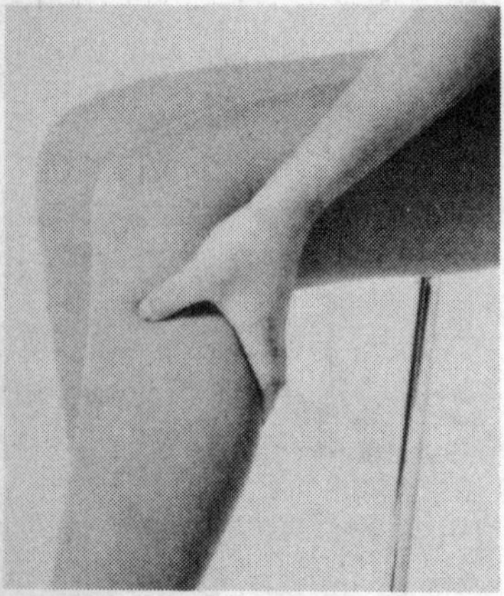

Abb. 119

20. Erfolg der Atemtherapie und innere Einstellung

Ungeachtet aller Errungenschaften der westlichen Schulmedizin bleiben Probleme bestehen, für die östliche Behandlungsmethoden eher erfolgversprechend sind. Vielfach werden diese Methoden einfach als Aberglauben angesehen, und mancher Feldzug wurde schon gegen sie geführt. Geleitet werden solche Kampagnen allerdings meist von Leuten, die auch nach westlichen Kriterien kein angemessenes Wissenschaftsverständnis haben und vor den Tatsachen einfach die Augen verschließen. Aber wie dem auch sei, es hat jedenfalls keinen Sinn, die hier vorgestellte Therapie ohne Vertrauen zu betreiben. Sie mögen noch so eifrig üben, ohne Vertrauen werden Sie keine befriedigenden Resultate erzielen.

Wie schon gesagt, haben verschiedene wissenschaftliche Untersuchungen die Wirksamkeit der chinesischen und japanischen Atemtherapie erwiesen. Selbst in Fällen, wo keine herkömmliche Behandlungsmethode mehr half, wurden mit der Atemtherapie therapeutische Erfolge erzielt. Im übrigen ist eine Atemtherapie unkompliziert und weniger kostspielig als die westlichen Behandlungsmethoden. Wenn Sie also an einer Krankheit leiden, gegen die Ihre Ärzte nichts ausrichten können, sollten Sie es einmal mit der Atemtherapie versuchen – ein fester Glaube und die Bereitschaft zu beharrlichem Üben sind die Voraussetzung.

Denken Sie aber daran, daß man eine Krankheit, die sich möglicherweise durch jahrelange falsche Lebensweise im Körper eingenistet hat und chronisch geworden ist, nicht in ein paar Tagen oder Wochen wieder loswerden kann.

Im übrigen ist es wie gesagt nicht damit getan, die verschiedenen Übungen einfach mehr oder weniger mechanisch auszuführen, sondern man muß ganz in das Geheimnis dieser Therapie eindringen: wie man *Ki* aufnimmt und im Körper richtig zirkulieren läßt.
Der Atemtherapie geht es nicht in erster Linie um die Heilung bestimmter Krankheiten – im Gegensatz zur westlichen Medizin –, sondern um eine allgemeine Kräftigung von Geist und Körper, die die eigentliche Grundlage für die Schaffung und Erhaltung der Gesundheit ist. Es geht mit anderen Worten bei der Atemtherapie vor allem um das innere Gleichgewicht. Daher wirkt diese Therapie zwar langsam, aber stetig und gründlich. Üben Sie deshalb mit Augenmaß und Entschlossenheit, und geben Sie nicht auf halbem Wege auf.
Niemand kann versprechen, daß nach drei Monaten regelmäßigen Übens alle Probleme beseitigt sein werden. Ich behaupte aber guten Gewissens, daß Sie deutliche Veränderungen spüren werden, wenn Sie drei Monate lang gemäß den Anweisungen dieses Therapieprogramms geübt haben. Und sobald sie Fortschritte erkennen, werden Ihr Vertrauen in die Methode und Ihre Ausdauer wachsen. Wirkliche Gesundheit ist jedoch nur zu erlangen, wenn Sie unbeirrbar und ohne große Pausen fortfahren.

Die Organisation der Therapie und die Bedeutung der Lebensführung

Wenn Sie etwas lernen wollen, fangen Sie am besten immer mit den leichtesten Schritten an und machen sich nach und nach an die schwierigeren Aufgaben. Wenn Sie

gleich zu Beginn die *Unki*-Methode (die Methode, *Ki* zu bestimmten Körperstellen zu dirigieren) meistern wollen, werden Sie in Schwierigkeiten kommen. Unser Programm ist als eine abgestufte Folge aufgebaut, und Sie müssen Ihr Trainingsprogramm auf diese Tatsache sowie auf Ihren Gesundheits- und Entwicklungsstand abstimmen.
Wir können die Atemtherapie in drei Hauptstufen einteilen:

1. Die Vorbereitungsphase
Diese Phase beginnt mit dem festen Entschluß zur Atemtherapie und endet, wenn Sie die Geheimnisse der Atemregulierung halbwegs beherrschen. In dieser Zeit erlernen Sie die Grundmuster verschiedener Atemtechniken. Vor allem kommt es darauf an, von der schnellen, flachen Atmung zu einer langsamen, flexiblen und tieferen Atmung überzugehen.

2. Die Übergangsphase
Diese Phase reicht bis zu dem Zeitpunkt, wo Sie die *Unki*-Methode beherrschen. Es heißt, diese Phase sei für den Anfänger besonders schwierig, weil sie einer Flußüberschreitung auf einer schwankenden Seilbrücke gleichkomme. Es geht darum, *Ki* durch den Körper zu lenken, doch wenn Sie in dieser Zeit nicht mit besonderer Wachheit arbeiten, könnten Sie Fehler machen, die Ihnen ein echtes Verständnis für die Atemtherapie für lange Zeit verwehren. Es wird wahrscheinlich viel Zeit und Übung brauchen, bis Sie die Technik beherrschen.

3. Die eigentliche Arbeit mit Ki
Wenn Sie alle Grundübungen beherrschen und sich darin wie zu Hause fühlen, wenn Sie überdies gelernt haben, *Ki*

zu dirigieren, können Sie damit beginnen, diese Lebenskraft an kranke oder beeinträchtigte Stellen des Körpers zu lenken, um die Wiederherstellung zu beschleunigen. Dabei werden Sie erst wirklich erfahren, wie wirkungsvoll die Atemtherapie ist.

Anfänger verlieren oft schon nach wenigen Minuten Übungszeit die Lust, und wenn sie auf kleinere Probleme stoßen, geben sie leicht auf.

Auch viele, die ein ganzes Stück weit fortgeschritten sind, brechen die Arbeit ab – und nicht weil sie sich langweilen, sondern weil die Therapie Auswirkungen hat, die ihnen nicht geheuer sind. Selbst manche, die eine ganze Weile mit viel Schwung bei der Sache waren, um chronische Krankheiten zu überwinden und um ihre Vitalität zurückzugewinnen, geben auf, weil ihr Vorsatz, sich dem rigorosen Übungsprogramm zu unterziehen, nicht fest genug war. Raffen Sie sich deshalb gleich zu Anfang zu derselben Entschlossenheit auf, die ein Krieger angesichts eines Feindes braucht.

Eine gute Hilfe für das Durchhaltevermögen ist es, die Atemtherapie in viele Abschnitte zu unterteilen und sich einzeln mit ihnen vertraut zu machen. Denken Sie während des Übens nicht an die angestrebte Wirkung, denn solche Gedanken lenken nur ab und schaffen neue Schwierigkeiten und Enttäuschungen. Arbeiten Sie sich ein Wochen- oder Monatsprogramm aus, dem Sie in aller Ruhe folgen können.

Beim Üben sind keine besonderen Geräte und keine besondere Kleidung erforderlich. Üben Sie, wann immer und wo immer Sie genügend Zeit und Platz finden. Die Wirksamkeit der Therapie steigt mit dem Maß der Zeit, die Sie dafür aufwenden. Das tägliche Leben bietet reichlich Gelegenheit für diese Übungen. Nach dem Aufstehen, vor dem Zubettgehen, während einer Arbeitspause oder beim Warten auf den Zug kann man zumindest die Atemtechniken 3, 4 und 5 und die Stufe 1 des Therapieprogramms üben.

Wenn die Grundprinzipien und Techniken der Atemtherapie Ihnen in Fleisch und Blut übergegangen sind, brauchen Sie auf die Form einer Übung nicht mehr besonders zu achten. Selbst in ungewohnten Haltungen können Sie dann gute Resultate erzielen.

Während dieser Therapie sollten Sie möglichst wenig rauchen und Alkohol trinken. Bleiben Sie abends nicht zu lange auf, und führen Sie insgesamt ein maßvolles Leben – andernfalls gefährden Sie den Erfolg Ihrer Mühen ständig selbst. Mit der Zeit werden Sie allerdings feststellen, daß die kleinen und großen Sünden des Alltags in Ihrem Leben immer weniger Platz haben, denn die Atemtherapie bewirkt auf lange Sicht auch grundsätzliche Charakteränderungen.

21. Die Atemtherapie auf dem Prüfstand

Traditionelle östliche Therapieformen haben für den westlichen Geschmack immer etwas Vages und Nebelhaftes, weshalb viele Menschen unserer Zeit sich ungern darauf einlassen. Ich habe die hier beschriebene Methode deshalb zehn Jahre lang genau untersucht, um ihre Wirksamkeit zu beweisen und genau erklären zu können, weshalb sie funktioniert. Das ist mir, glaube ich, gelungen, und ich habe darüber hinaus eine Technik entwikkelt, die auch für moderne Menschen akzeptabel und geeignet ist.

Eine neue Weise zu atmen

Seelische Veränderungen zeigen sich äußerlich in einer Reihe von Symptomen, denken wir nur an das Erbleichen, die Veränderung des Augenausdrucks, an die Haltung des Mundes oder das Weinen. Noch bevor diese Symptome sichtbar werden, kann man jedoch Veränderungen in der Atmung und im Blutkreislauf feststellen. Es ist bekannt, daß Atemfrequenz, Pulsfrequenz, Blutdruck, galvanische Hautreaktionen usw. auf feinste Veränderungen im emotionalen Zustand reagieren. Hier interessiert uns besonders, daß angenehme Reize oder das Gefühl des Wohlbefindens die Atem- und Pulsfrequenz senken.

Schon C. G. Jung behauptete und bewies, daß unangenehme Reize eine Vielzahl von körperlichen Reaktionen auslösen, während angenehme Reize passiv und ohne ausgeprägte Reaktionen aufgenommen werden. Muskelspannung ist eng mit Mißempfindungen verbunden und Muskelentspannung ebenso eng mit Behagen. Auf unangenehme Reize reagiert die unwillkürliche Muskulatur mit Kontraktion.

Die Atemfrequenz eines Neugeborenen beträgt in seiner ersten Lebenswoche etwa vierzig Atemzüge pro Minute, sein Atemzugvolumen liegt bei 15 Millilitern und sein Atem-Minutenvolumen bei durchschnittlich 498 Millilitern. Bei gesunder Entwicklung zeigt die Vitalkapazität in den folgenden Jahren einen beständigen Anstieg, bis sie zwischen dem 20. und 23. Lebensjahr ihren Höhepunkt erreicht. Danach sinkt die Kapazität wieder ab, und wie wir schon gesehen haben, liegt die Vitalkapazität eines Sechzigjährigen im Durchschnitt unter der eines Neunjährigen. Bei Frauen zeigen die Lungenfunktionen Mitte der Vierziger einen deutlichen Rückgang – zehn Jahre früher als bei Männern.

Ich habe mich deshalb damit befaßt, wie man durch den Atem das Altern verzögern und insgesamt einen gesünderen Zustand herstellen kann. Allgemein gesagt kommt es darauf an, den Atemzyklus zu verlängern und den Druck im Bauchraum zu erhöhen. Das Ein- und Ausatmen soll überwiegend durch die Arbeit des Zwerchfells geschehen, weil dabei zugleich in Zusammenarbeit mit der Bauchmuskulatur der Druck im Bauchraum erhöht wird. Dieser Druck hängt natürlich auch von der Haltung und den Bewegungen des Übenden ab; in manchen Übungen und Therapieformen wird überdies von außen Druck auf den Bauch ausgeübt. Der Druck im Bauchraum ist mit anderen Worten unserem Willen unterworfen.

Klinische Untersuchungen in den Vereinigten Staaten haben ergeben, daß eine Reduzierung des Kohlendioxid-

gehalts im Blut die Häufigkeit des Auftretens von Gehirnwellen heraufsetzt und daß eine maßvolle Erhöhung der Kohlendioxidkonzentration wichtige Hirnzentren anregt.
Auf der Basis dieser Ergebnisse arbeitete ich ein Experiment aus, das die Wirksamkeit von Atemmethoden für den geistigen und körperlichen Gesundheitszustand des Menschen erweisen sollte. Es ging mir um die Anregung wichtiger Hirnzentren durch Beeinflussung des Drucks im Bauchraum.

Die Erprobung einer neuen Therapie

Diese neue Therapie fühlt sich den Kriterien moderner wissenschaftlicher Theorie verpflichtet und steht zugleich auf dem Boden uralter und bewährter östlicher Heilmethoden. Sie muß der Anforderung genügen, einfach anzuwenden zu sein, und zwar sowohl im Rahmen der klinischen Erforschung als auch für den einzelnen, der mit ihr arbeiten will.
Vier gesunde Universitätsstudenten, eine Hausfrau und eine alleinstehende Frau wurden als Versuchspersonen ausgewählt. Sie erhielten den Auftrag, ein halbes Jahr lang mit den folgenden Atemübungen zu arbeiten, und zwar abends vor dem Zubettgehen zweimal zehn Minuten lang mit zehn Minuten Pause dazwischen; eine Sitzung dauerte also jeweils etwa dreißig Minuten.

Atemübung 1
Durch die Nase wird langsam eingeatmet. Nach dem Einatmen ein wenig Luft durch die Nase ausstoßen und dann den Atem anhalten; dabei zählen – so weit wie möglich.

Durch die gespitzten Lippen so langsam wie möglich ausatmen (am besten dreimal so lange wie das Einatmen). Beim Ausatmen den Bauch mit aller Kraft zusammenziehen. Dabei spürt man, wie alle Bauchorgane nach oben gedrückt werden. Beim Ausatmen soll der After zusammengezogen werden.
Nach dem Ausatmen wird der Atem kurz angehalten und der Bauch entspannt, so daß er wieder seine Ruhelage einnimmt. Danach wieder langsam durch die Nase einatmen usw. zehn Minuten lang.

Atemübung 2
Langsam durch die Nase einatmen und dabei den Bauch einziehen. Nach dem Einatmen den Atem anhalten und so weit wie möglich zählen.
Beim langsamen Ausatmen durch die Nase wird der Bauch mit aller Kraft vorgewölbt. Nach dem Ausatmen den Atem anhalten und bis zehn zählen. Wieder langsam durch die Nase einatmen usw. zehn Minuten lang.

Atemübung 3
Langsam durch die Nase einatmen und langsam wieder durch die Nase ausatmen.
Bei dieser langsamen Atmung sollen sich weder Bauch noch Brust noch irgendein anderer Körperteil bewegen – außer dem Zwerchfell. Sammeln Sie alle Kraft im Bauchraum. Auch diese Übung zehn Minuten lang.
Bei allen drei Übungen sitzt man aufrecht auf dem Boden.

Untersuchungsmethoden
Gemessen wurden die Atemfunktionen und der Kohlendioxidstoffwechsel. Alle Messungen fanden in einem schallgedämpften Raum bei ca. 18 Grad Celsius statt. Bei

Normalatmung

Vers.Pers.	MRZ	AMV	AZV	MO_2	MCO_2	RQ
HA	14.0	11.90	0.85	0.398	0.395	0.9925
TN	15.6	10.50	0.67	0.311	0.307	0.9871
KM	14.3	11.35	0.79	0.307	0.298	0.9706
MN	15.8	9.10	0.58	0.292	0.283	0.9692
KK	16.0	8.05	0.50	0.269	0.256	0.9517
KO	15.2	9.50	0.63	0.286	0.269	0.9406
Mittel	15.15	10.07	0.67	0.311	0.301	0.9686

Atemübung 1

Vers.Pers.	MRZ	AMV	AZV	MO_2	MCO_2	RQ
HA	5.9	12.0	2.03	0.354	0.411	1.1610
TN	5.0	9.8	1.96	0.309	0.341	1.1036
KM	5.2	9.0	1.73	0.298	0.327	1.0973
MN	5.9	8.9	1.51	0.272	0.320	1.1765
KK	6.0	8.2	1.37	0.253	0.292	1.1542
KO	5.2	9.0	1.73	0.261	0.295	1.1303
Mittel	5.5	9.48	1.72	0.291	0.331	1.1372

Atemübung 2

Vers.Pers.	MRZ	AMV	AZV	MO_2	MCO_2	RQ
HA	2.5	5.2	2.08	0.243	0.252	1.0370
TN	2.5	5.0	2.00	0.271	0.275	1.0147
KM	2.5	5.1	2.04	0.263	0.272	1.0342
MN	2.6	4.7	1.81	0.237	0.245	1.0338
KK	2.8	4.8	1.72	0.252	0.276	1.0953
KO	2.6	4.7	1.88	0.261	0.271	1.0383
Mittel	2.58	5.18	1.92	0.254	0.266	1.0422

Atemübung 3

Vers.Pers.	MRZ	AMV	AZV	MO_2	MCO_2	RQ
HA	1.8	3.5	1.94	0.201	0.192	0.9552
TN	1.5	2.9	1.93	0.221	0.203	0.9186
KM	1.6	3.1	1.94	0.209	0.192	0.9187
MN	2.0	3.3	1.65	0.241	0.229	0.9502
KK	1.8	3.1	1.72	0.239	0.223	0.9331
KO	1.6	3.1	1.94	0.243	0.235	0.9671
Mittel	1.72	3.17	1.84	0.226	0.212	0.9405

Zazen-Atmung

Vers.Pers.	MRZ	AMV	AZV	MO_2	MCO_2	RQ
ZM	3.5	5.2	1.49	0.198	0.250	1.2626
DO	2.8	5.0	1.79	0.179	0.232	1.2961
SM	3.4	5.4	1.59	0.186	0.239	1.2849
Mittel	3.23	5.2	1.62	0.188	0.240	1.2812

allen Versuchspersonen wurde jeweils fünf Minuten lang gemessen, während sie normal atmeten und die Atemübungen 1 bis 3 ausführten. Zwischen den einzelnen Messungen lagen Pausen von jeweils zehn bis fünfzehn Minuten.

Drei Zen-Priester der Sōtō-Schule des Zen, alle mit mindestens fünfundzwanzigjähriger Erfahrung, bildeten die Kontrollgruppe. An ihnen wurde jeweils dreißig Minuten lang kontinuierlich gemessen, während sie in der typischen Meditationshaltung mit verschränkten Beinen saßen *(Zazen)*.

Ergebnisse
Bei der Atemfrequenz fällt ein deutlicher Unterschied zwischen der normalen Atmung und den übrigen untersuchten Methoden auf.
Beim Atem-Minutenvolumen besteht zwar zwischen der Normalatmung und Übung 1 kein großer Unterschied, doch bei den beiden übrigen Atemmethoden und dem *Zazen*-Atmen ergaben sich ganz andere Werte. Beim Atemzugvolumen zeigt sich der grundsätzliche Unterschied zwischen der Normalatmung und allen anderen hier untersuchten Formen.
Alles in allem ließ sich aus den Untersuchungsergebnissen schließen, daß die Normalatmung die am wenigsten effektive Form der Atmung ist. Als effektivste Form erweist sich die *Zazen*-Atmung.
Nun ist allerdings Zazen – die rigorose Disziplin des stillen Sitzens in der Lotoshaltung – selbst in Japan heute beileibe nicht mehr jedermanns Sache. Deshalb habe ich eine vollkommen neue Atemmethode erarbeitet, die man auch stehend oder auf einem Stuhl sitzend üben kann. Zu dieser Methode gehören zusätzliche Ausgleichsübungen, die sich zur Vorbereitung auf die Hauptübung oder zur anschließenden Entspannung eignen. Diese Methode ist in ihrer Wirksamkeit mit der *Zazen*-Atmung identisch: die Kraft wird in den Bauch gelenkt, die Atmung insgesamt gedehnt; auch der RQ, der Meßwert für den Gasaustausch, zeigt ähnliche Werte.
Neuere Forschungen auf diesem Gebiet haben ergeben, daß die im Elektroenzephalogramm (EEG) gemessene Frequenz der Hirnstromwellen vom Kohlendioxidgehalt des Blutes abhängt, und zwar sinkt diese Frequenz bei abnehmenden Kohlendioxidwerten und steigt im umgekehrten Fall. Das Kohlendioxid übt einen starken Einfluß auf verschiedene Gehirnzentren aus und hat daher

einen großen Anteil an der Steuerung des Atemzyklus. Es ist noch nicht ganz geklärt, ob ein Zusammenhang zwischen den Gehirnstromwellen und Veränderungen im Blutdruck besteht, doch der Zusammenhang zwischen den Funktionen des Atemzentrums und dem Blutdruck ist erwiesen.

Die endgültige Aufklärung der Beziehung zwischen den Atemfunktionen und den physiologischen Mechanismen des Gehirns ist ein Gegenstand, den wir anderen Experten überlassen müssen. Für unsere Zwecke genügt es festzuhalten, daß die Atemtherapie entweder über das Atemzentrum oder durch direkte Anregung des Sonnengeflechts auf das Gehirn einwirkt. Das wiederum aktiviert die Kapillargefäße im Bauchraum und beschleunigt dadurch die Resorption und Ausscheidung von Stoffwechselschlacken. Durch Anregung des parasympathischen Nervensystems spielt die Atemtherapie auch eine große Rolle für die Regulierung von Pulsfrequenz und Blutdruck. Kontrollierte Atmung trägt viel zum Abbau von Spannungen und zur inneren Ruhe bei.

Wenn daher eine der folgenden Symptombeschreibungen auf Sie zutrifft, machen Sie einmal einen Versuch mit irgendeiner der in diesem Buch beschriebenen Atemübungen.

1. Sie fühlen sich gereizt und unruhig, obgleich kein Grund dafür zu bestehen scheint oder obgleich der Anlaß für Ihre Erregung inzwischen bereinigt ist; Sie sind beim geringsten Anlaß gekränkt.
2. Sie sind ständig deprimiert, obwohl es keinen besonderen Anlaß dafür gibt, oder Sie sind träge und antriebslos, obwohl Sie sich vorgenommen haben, etwas zu tun. Sie haben keine Hoffnung für die Zukunft, und Ihre Erinnerungen an die Vergangenheit sind düster.

3. Sie leiden an Schlaflosigkeit, obgleich kein besonderer Anlaß vorliegt, oder Ihr Schlaf ist so flach, daß Sie immer wieder aufschrecken, und morgens wachen Sie viel zu früh auf, obgleich Sie nichts Besonderes vorhaben.
4. Sie sind argwöhnisch gegenüber den Menschen in Ihrer Umgebung, obgleich solche Gefühle jeder realen Grundlage entbehren. Sie glauben, daß alle Ihnen übelwollen und Sie ein Außenseiter sind.
5. Sie haben die Tür verschlossen und Strom und Gas abgestellt und sind sich dann doch nicht sicher, ob Sie es wirklich getan haben. Sie waschen Sachen, die Sie gerade gewaschen haben, und Sie waschen sich die Hände, auch wenn sie sauber sind. Sie werden unruhig, wenn Sie das Zimmer nicht mehrmals täglich putzen.
6. Der Kopf ist Ihnen immer schwer, und Sie leiden unter Kopfschmerzen. Sie scheinen nie bei der Sache zu sein und sind sehr vergeßlich.
7. Sie kommen sich ungeschickt vor und spüren, daß Sie sich zu langsam bewegen, daß Sie auf alles, was um Sie her geschieht, zu spät reagieren.

Wer an einem (oder mehreren) dieser Symptome leidet, könnte bei einer psychiatrischen Untersuchung als psychisch gestört diagnostiziert werden. Heute ist es schon ganz normal, bei den beschriebenen seelischen Problemen einen Psychiater aufzusuchen, aber bei der psychiatrischen Behandlung kommt oft nicht mehr als eine gewisse Linderung der Symptome zustande, während die Grundprobleme ungelöst bleiben. Überdies bringen die Medikamente, die man möglicherweise bekommt, zwar die Verdauung in Unordnung, aber auch sie lassen das Grundproblem unberührt; sie unterdrücken nur die Symptome, und sobald Sie Ihr Medikament absetzen,

stellt sich Ihr alter Zustand wieder ein – und womöglich noch schlimmer.
Die emotionale Spannung und der ständige Erregungszustand, worin viele in unserer modernen Gesellschaft leben müssen, verursachen Nervenstörungen und eine Vielzahl psychosomatischer Erkrankungen. Betrachten wir einmal zwei Beispiele, um zu sehen, wie es zu solchen Störungen kommt.

Hypertonie (Bluthochdruck): Ständige psychische und emotionale Reize bauen im Gehirn einen andauernden Spannungszustand auf, der sich auf die kontraktilen Teile der Blutgefäße überträgt. Die Gefäßwände ziehen sich zusammen, wodurch natürlich der Blutdruck steigt. In der Niere verursacht diese Verengung der Gefäße einen Mangel an Blut, der die Niere veranlaßt, eine Substanz namens Renin zu produzieren, die wiederum im Zusammenwirken mit dem Gammaglobulin im Blut eine weitere Erhöhung des Blutdrucks bewirkt. Der Teufelskreis schließt sich, wenn der gestiegene Blutdruck sich über die Nervenenden in den Gefäßwänden dem Gehirn mitteilt.

Magengeschwür: Auch hier ist die Reizüberflutung des Gehirns der Ansatzpunkt. In der Folge ziehen sich die Muskeln und Gefäße in der Magenwand übermäßig zusammen. Dadurch vermindert sich die Widerstandsfähigkeit der Magenwände gegen die hier wirksamen Verdauungssäfte. Falsche Ernährung und falsche Eßgewohnheiten tun ein übriges, und die Sekretion von Magensäften nimmt überhand. Verminderte Widerstandskraft der Magenwände und vermehrte Magensaftsekretion sind der Nährboden, auf dem Geschwüre wachsen.
So kann man wohl sagen, daß die Reizüberflutung des Gehirns eine der Grundursachen für Bluthochdruck und

Magengeschwüre ist. Unsere Atemtherapie weist einen Weg, auf dem wir dem Streß des modernen Lebens entkommen können.
Bis in die jüngste Zeit haben wir unser Augenmerk vorwiegend auf äußere Phänomene und Reize gelenkt, und das war die Voraussetzung für die enorme Entwicklung der Wissenschaft. Doch jetzt ist es an der Zeit, unsere ungeteilte Aufmerksamkeit auf unsere innere Entwicklung zu richten und alle Kräfte zusammenzunehmen, um die Probleme des Lebens von innen heraus und aus eigener Kraft zu bewältigen.
Möge es Ihnen gelingen, sich durch *Ki* mit Himmel und Erde zu vereinigen und eine bessere Zukunft zu schaffen.

ALTERNATIV HEILEN

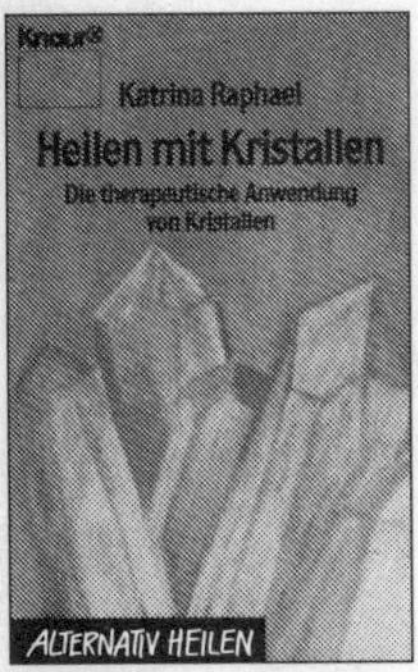

(76018)

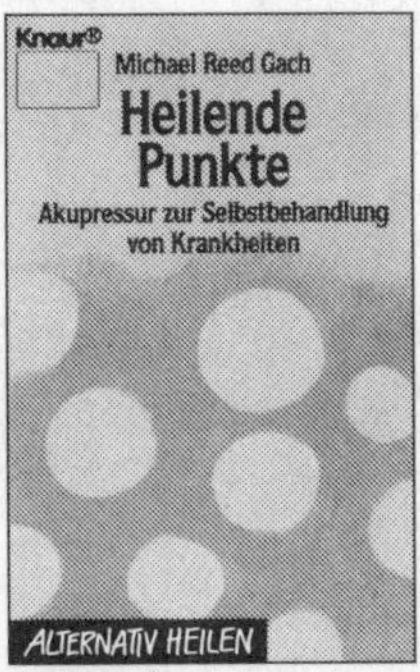

(76002)

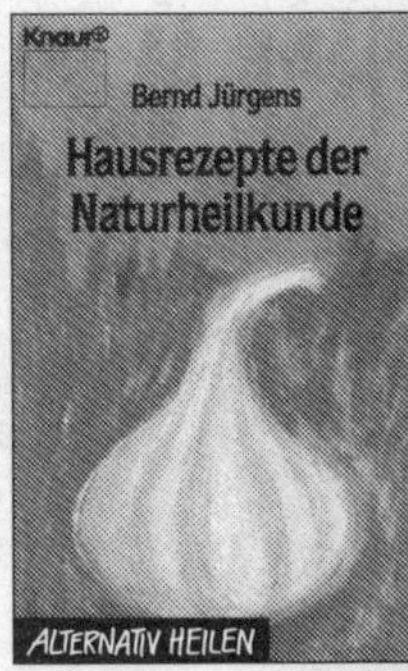

(76017)

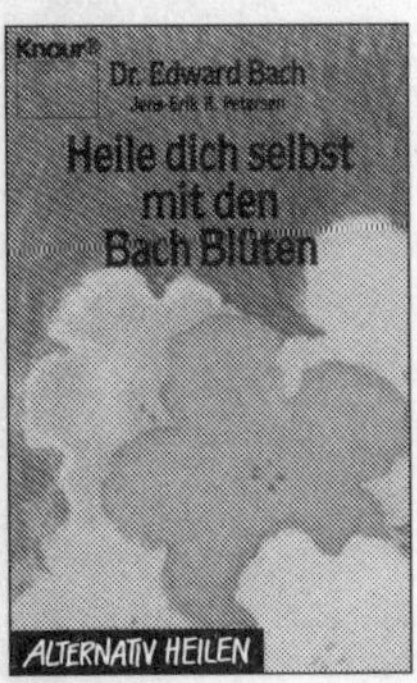

(76016)

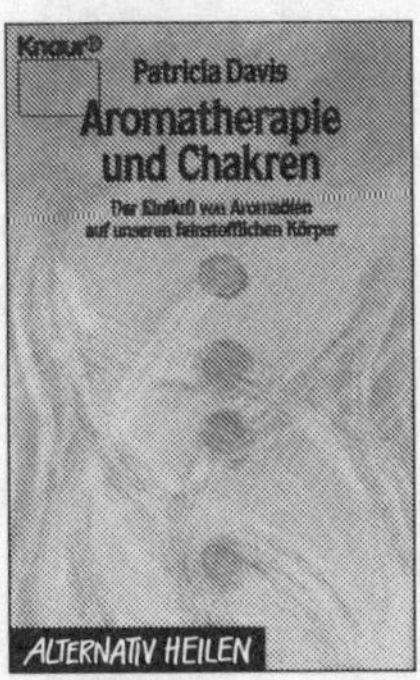

(76008)

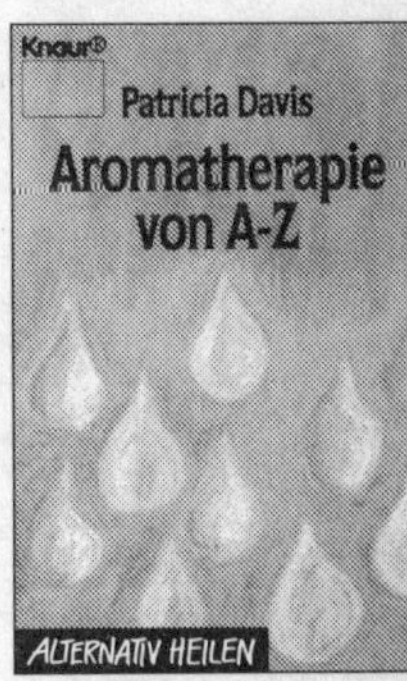

(76015)